脳の毒を
出す
7つ

1 1日1回「毒出し小皿」を食べる

2 主食は「かさ増し玄米」に変える

3 油脂と調味料を厳選する

4 魚は小型～中型の
天然ものを選ぶ

5 肉・加工品は
産地と原料を精査する

6 色の濃い野菜をたっぷり食べる

7 よく噛んで食べる

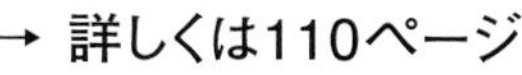

→ 詳しくは110ページ

脳の毒を出す食事7日間実践レシピ

ダイジェスト

7日分のメニュー例とレシピを
掲載しています。

朝食

→131ページ

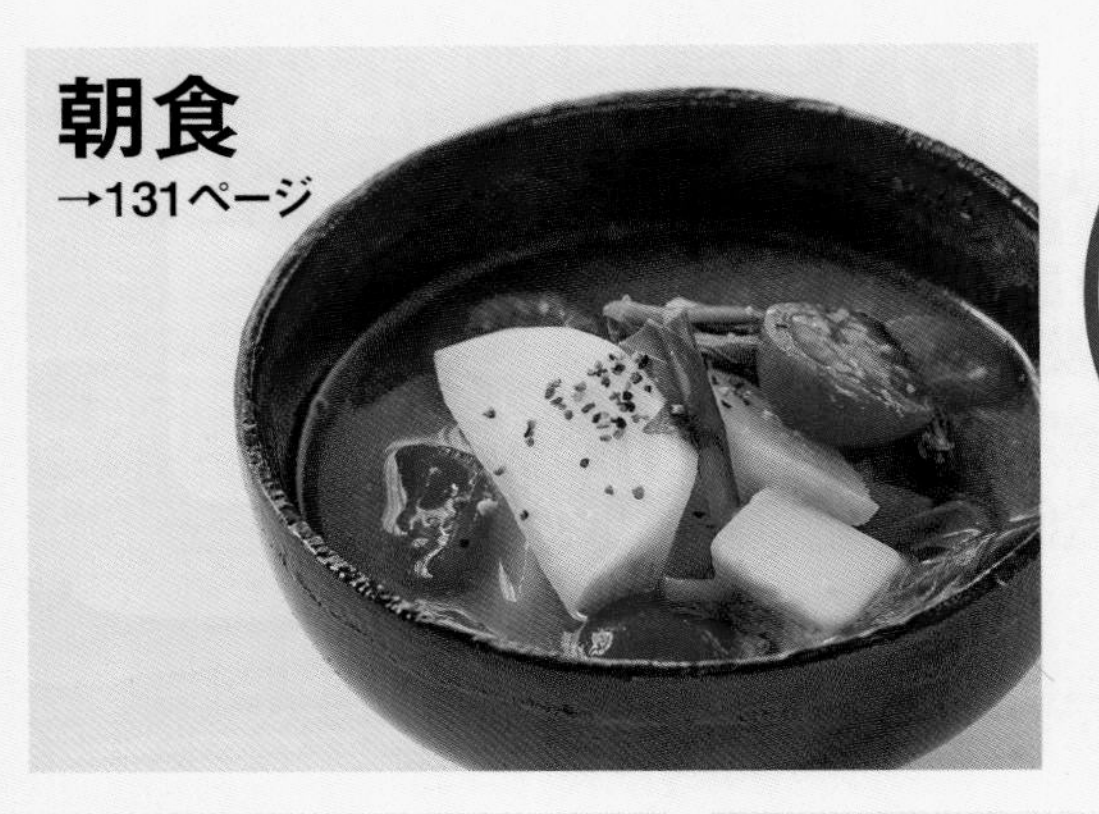

おやつ

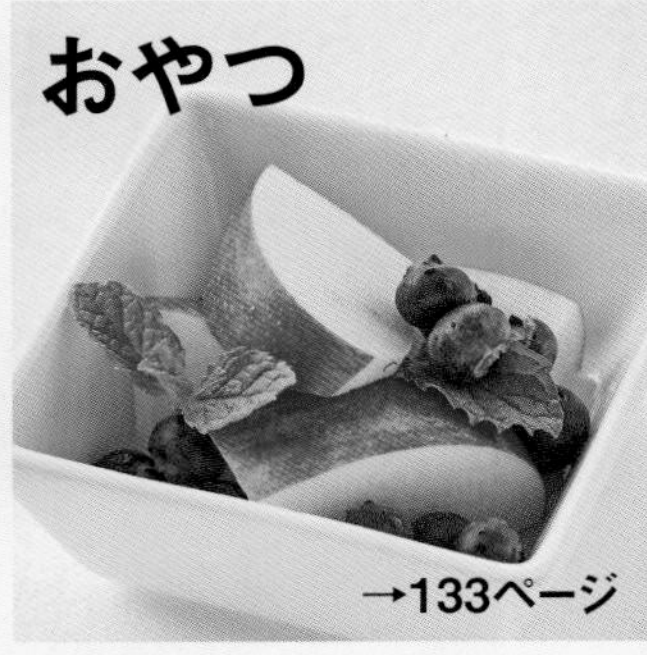

→133ページ

昼食

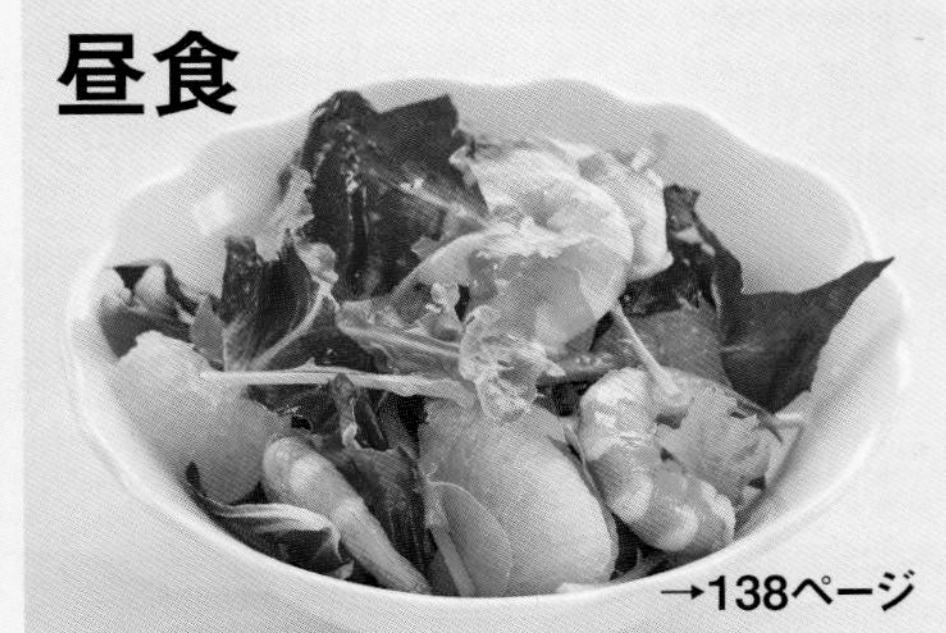

→138ページ

夕食

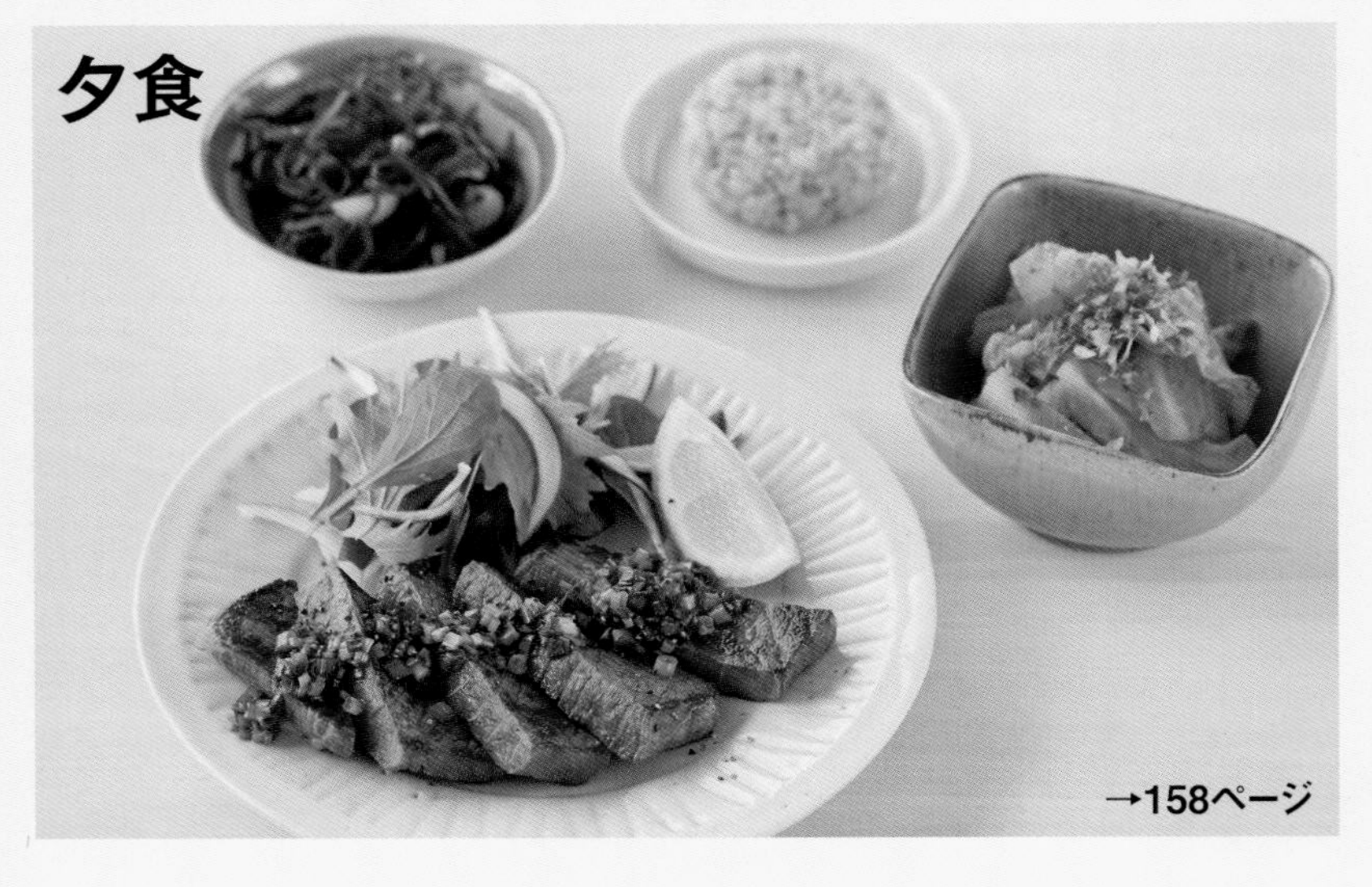

→158ページ

脳の毒を出す食事

［著］
医学博士
白澤卓二

［料理］
料理研究家・栄養士
小田真規子

ダイヤモンド社

はじめに

現代人の脳には〝毒〟が溜まっている！
それは脳画像を見ればわかるほど明らかな事実だった

皆さんは『脳の毒を出す食事』というタイトルを見て、どんな印象を持たれたでしょうか。「えっ、私の脳にも毒が溜まっているの？」と驚いた方もいらっしゃるでしょう。

残念ながら、現代人の脳には〝毒〟が溜まっています。それは脳内を撮影した画像を見ればわかるほど明らかな事実です。そして脳に溜まった毒は、すぐに病気に発展しないまでも、**脳が本来の力を発揮しにくい状態を作っています。**

脳は人体の中枢として、異物が入り込むことのない強固な壁に厳重に守られているというのが常識でした。ところが２０１９年、あろうことか「アルツハイマー病患者

アルツハイマー病患者の脳と正常な脳の画像の違い

知覚、思考、随意運動、記憶など脳の高次機能に悪影響が出ているアルツハイマー病患者の脳は、萎縮して小さくなっており、アミロイドβ（ベータ）が集積して、神経細胞内にタウタンパク質が発生しています。対して、正常な脳は容積が大きく、ふっくらとして、アミロイドβとタウタンパク質は見当たりません。

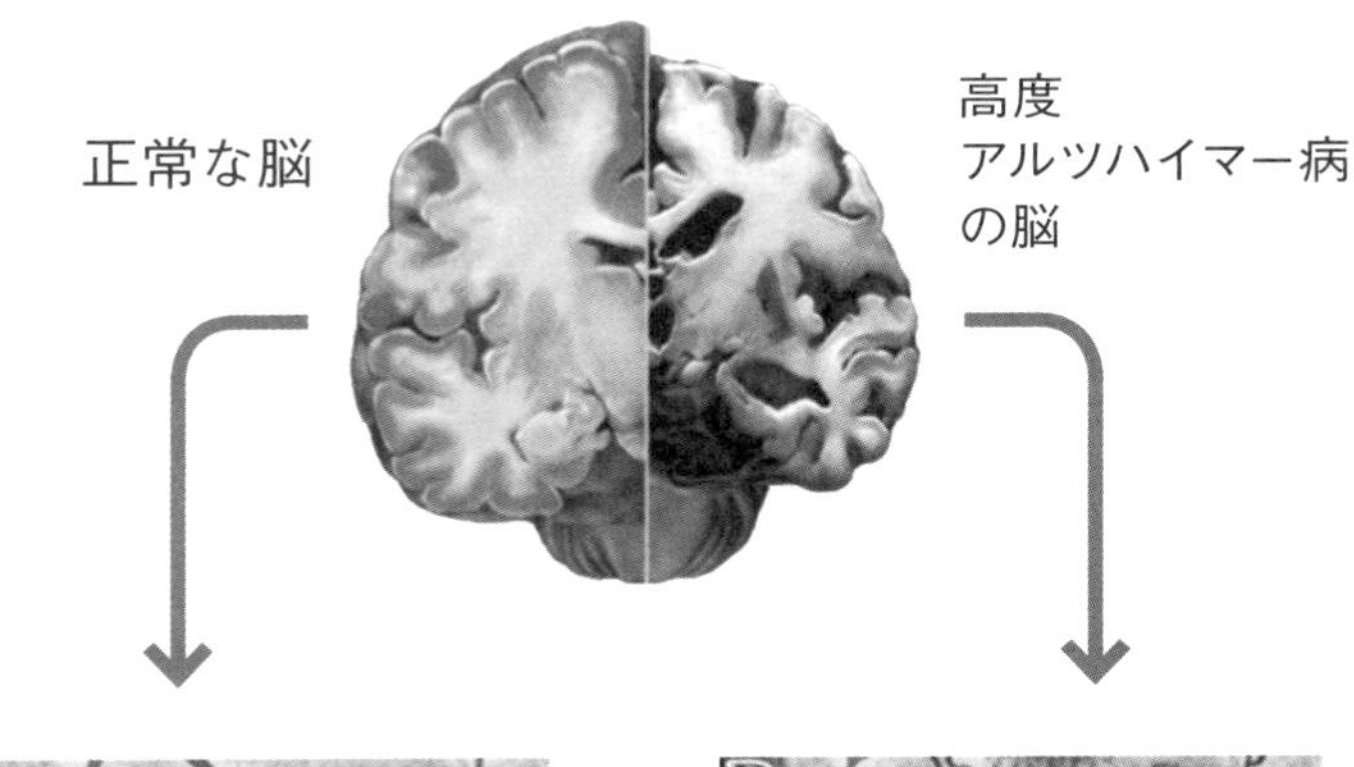

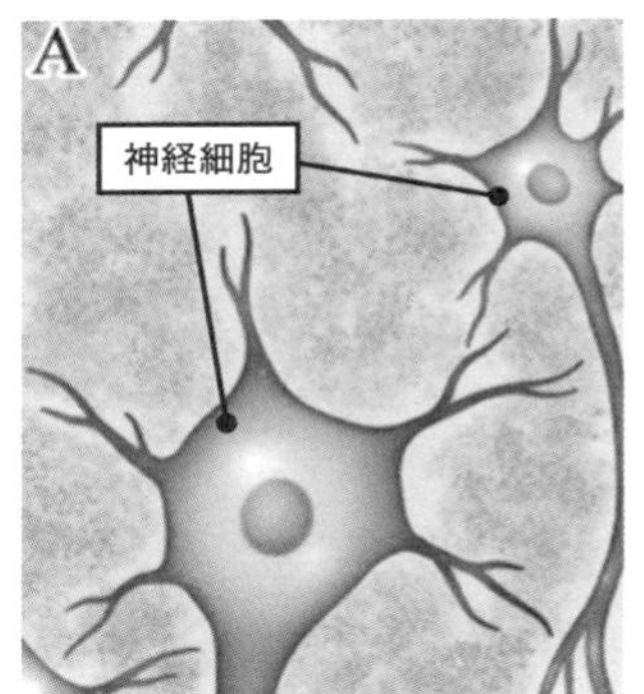

アミロイドβも変性したタウタンパク質も見当たりません。

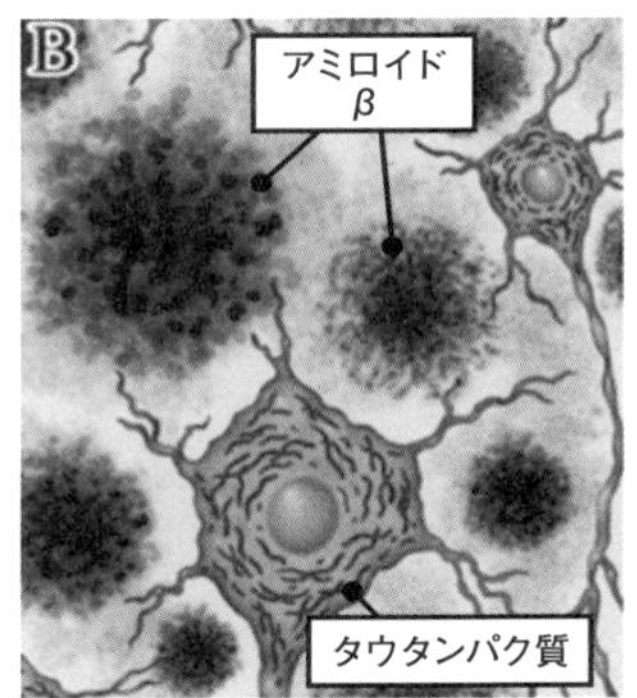

アミロイドβが蓄積して神経細胞内のタウタンパク質が発生しています。

の脳内で歯周病の原因菌（ジンジバリス菌）が発見された」という論文が発表されたのです。これは医学界に大きなインパクトを与えました。なぜなら、**脳の守りは鉄壁ではなく、わずかなすき間からでも、毒となる異物が侵入する可能性がある**ということを示しているからです。

脳の毒が引き起こすもっとも深刻な病気のひとつにアルツハイマー病があります。私が監修を手掛け、日本でもベストセラーになった『アルツハイマー病　真実と終焉〝認知症１１５０万人〟時代の革命的治療プログラム』（ソシム）の著者であり、アルツハイマー病などの神経変性疾患の世界的権威、デール・ブレデセン博士は、脳に毒が入ってしまう要因を３つ指摘しています。

１　炎症（感染・食事または他の原因による）

２　栄養不足（補助的な栄養素、ホルモン、その他脳の栄養）

３　毒素（金属やカビなどの微生物が産生する生物毒素など）

アルツハイマー病の直接的な原因はまだ解明されていませんが、脳になんらかの毒物が入ると、それと戦うために脳にアミロイドβ（ベータ）という物質が溜まり、その影響でタウタンパク質が発生して、神経細胞が機能障害を起こすと考えられています。

脳の毒は、食事を変えることで減らせる

脳に毒が溜まることを前提に、すでに溜まった毒を解毒し、できるだけ脳に毒を入れないようにすれば、私たちはアルツハイマー病をはじめとする**脳の不調や病気を避けられる**はずなのです。そしてそれは**食事を変えること**で実現可能です。

「食事を変える」と文字にするのは簡単ですが、長年続けてきた食べ方を変えるのは、実際のところ難しいことかもしれませんね。私自身、いまでは脳の毒を出す食事を日々実践していますが、これも、**健康長寿の研究を続ける中で**さまざまな食べ方に出合うたびに、**少しずつ変更を積み重ねてきた結果**です。

私の食事法の探求の歴史は20年ほどに及ぶでしょうか。その方法のおかげで、60代になったいまも、体型は昔と変わらず、目覚めた瞬間からベッドに入るまで脳がフル回転しています。週に数回はメキシコ人医師と英語で会議を行い、オーガニックファ

ームも拡大し続けています。毎年、アンチエイジングキャンプを開催したり、介護付き老人ホームを開設したりと次々に夢を叶えています。食事を変えることは、体を健康にするだけでなく、頭も冴えて、したいことを実現する原動力を生み出してくれるのです。

長寿と健康は必ずセットでなければならない

私たちはいま、新型コロナウイルスという未知のウイルスに遭遇して〝新しい生活様式〟を余儀なくされています。家にいる時間が増え、否応なく自宅で食事をすることになりました。食生活が大きく変わった人も多いのではないでしょうか。

生きていていちばん恐ろしいのはやっぱり病気だと痛感した人、ウイルスに負けないために免疫力を上げたいと考えている人、中には強制的に自由な時間を得て将来の自分について考えた人もいらっしゃるでしょう。

公衆の健康という意味においてはいまだ特効薬がない新型コロナウイルスは脅威で

すが、見方を変えると、脳が毒まみれになって認知機能が衰えていくのを放置している現代人が、**脳も体も健康なままで年をとっていくにはどうしたらいいのか**ということについて改めて考える絶好のチャンスなのではないかと思っています。

私は健康長寿の研究を長らくしてきましたが、その中で**「長寿と健康は必ずセットでなければならない」と確信**しています。そのためには遅くとも、脳の機能が衰えはじめる40代から、脳の毒を出す食べ方に取り組むことを強くおすすめします。もの忘れが進んでいるという50代でも、認知機能が低いと診断された70代、80代でも、脳の毒を出すことで、必ずよい変化が起きますから諦めることはありません。

思い立ったが吉日。今日から脳の毒出しをはじめてください。脳の毒を出す食事こそが、**脳の働きをよくし、認知症や生活習慣病をはじめとする病気の脅威から逃れる**効果的な手段なのです。

目次

第2章 脳に毒を入れない食事

第3章

脳の毒を出す食事

脳の毒を出す食事 7日間実践レシピ

第4章 脳の毒を出す習慣

第1章

脳の毒を出して健康長寿になる

「もの忘れ」は、認知機能低下のサイン

私は「もの忘れ」が認知機能の低下を示すサインだと考えています。40歳あたりから「昨日のランチは何を食べたっけ？」とつい昨日のことを思い出せなかったり、人と話していて「あのドラマの主人公の人かっこいいよね！　え〜と背が高くてホリが深くて、名前が思い出せない!!」「あ〜あの人ね。名前は……なんだっけ？」とクイズがはじまるようなことはないでしょうか。これ、じつは**認知症の初期症状**なのですが、たいていの場合「年だからしょうがないよね」で済まされることが多いと思います。そうしたもの忘れで病院に駆け込む人はまずいないでしょうし、たとえ（私以外の）医師の診察を受けたとしても、「単なるもの忘れで、認知症ではありませんから心配いりません」と太鼓判を押されて帰ることになるでしょう。

しかし、脳の認知機能が若いころと同じように働いていれば、単なるもの忘れも起

こりません。**もの忘れが増えたと思うころにはすでに認知症の入り口**に立っているということなのです。もの忘れが多い人が必ず認知症になるとは限りませんが、脳の認知機能が低下していることは確かです。

周囲の人が明らかにおかしいと感じたときには末期の末期

もの忘れレベルならば、**「脳の毒を出す食事」**で十分な効果が期待できます。しかし「年齢のせい」と放置していると、その症状はゆるやかに進行し、20～30年後には認知症の末期の症状が出てくるのです。

現在の日本では介護が必要なほど認知機能が低下した段階でようやく認知症と診断され、介護サービスが受けられるようになります。自力で何とか生活できるレベルであれば、認知症の前段階の「軽度認知障害（ＭＣＩ）」と診断されます。しかし実際に症状が出ているわけですから、私は**ＭＣＩは認知症の末期**だと考えています。家族や周囲の人が**明らかにおかしいと感じたときには末期の末期**だということです。

最新認知症治療から学ぶ、認知機能低下を防ぐ方法

がんに対しては手術や抗がん剤、先進医療など治療法が日々進歩しています。心臓病や心筋梗塞、脳梗塞などの突発的な病気でも迅速に対応できさえすれば命を救うことが可能ですし、予後の状態も飛躍的に改善しています。ところが、認知症については、患者数が増える一方で画期的な治療法が確立されていませんでした。

認知症は脳にアミロイドβというたんぱく質が溜まることで神経細胞がダメージを受けて認知機能が低下するというメカニズムがわかっています。そのメカニズムに着目した製薬会社は、アミロイドβが溜まらない薬を開発しようと長年、取り組んできました。ところが多くの製薬会社の開発はことごとく失敗に終わっていて、いまだに認知症の特効薬は存在しません。

脳の「炎症」「栄養不足」「毒素」という3つの脅威

そこに突如、出現したのが、私が監修を手掛けた『アルツハイマー病 真実と終焉〝認知症1150万人〟時代の革命的治療プログラム』（ソシム）の著者でカリフォルニア大学のデール・ブレデセン博士が提唱する**革命的治療法「リコード法」**です。

前述のとおり、ブレデセン博士はアルツハイマー病をはじめとする神経変性疾患の世界的権威です。彼は30年に及ぶ研究で、脳が**「炎症」「栄養不足」「毒素」**という3つの脅威にさらされ続けると、アミロイドβが増えすぎてしまい、神経細胞を破壊して認知機能にダメージを与えることを解明したのです。

脳に3つの脅威が出現することでアミロイドβが溜まるならば、裏を返せば3つの脅威が出現しないようにすると、アミロイドβが過剰になることもない。この考えに基づいて提唱されているのが「リコード法」です。

認知症の元凶である**3つの脅威をとりのぞくことが、脳の認知機能の衰えを防ぐためにもっとも重要**なことなのです。

なぜ脳に毒が溜まるのか？

脳は全身に指令を出す非常に重要な場所です。

体温を調整したり、心臓の鼓動を一定の範囲に保つのも、全身に必要なだけの酸素を取り込むために自然と呼吸できるのも、脳が全身の状態を把握して24時間態勢の自動運転をしているからです。

あらゆる臓器が絶えず働いているのも、各種のホルモン量をうまく調整しているのも脳。指先をわずかに動かすことができるのも、体を大きく動かすことができるのも脳がすべて指示しているからです。

見る、聞く、匂いを嗅ぐ、味わう、皮膚に何かが触れると気がつくのも、すべて脳が感じているのです。

これほどまでに大切な脳には、体の中で脳の他にはどこにもない「血液脳関門」という特別な構造を備えています。**脳に毒物やウイルス、細菌などを侵入させないため**です。血液脳関門は脳を守るために常にパトロールをしている検疫官のようなもので、脳につながる血管を通る血液を何度もふるいにかけて、さまざまな条件をクリアした、脳が必要とする成分だけを通す鉄壁のバリアとなっています。

この守りは非常に厳重で、本来、ブドウ糖やケトン体など、ごく限られたものしか脳には届かないはずなのです。

体の司令塔に毒が溜まれば、どうなるか?

ところがこのような厳戒態勢のもとでも、**何かの拍子で、あるいは悪意を持って脳に侵入する毒がある**のです。

脳にどれくらいの毒が溜まっているかは、生活環境や習慣、食べものなどによる差が大きいので、人によって違います。けれど、現代人の脳には間違いなく毒が蓄積しています。体の司令塔に毒が溜まれば、健康を害することは言うまでもありません。

脳に毒が溜まると体に何が起こるのか?

脳に毒が溜まるとどうなるでしょうか? もっともわかりやすいのは**記憶力や思考力**でしょう。何かしようと思ってキッチンに来たけど、何をしようとしたのか思い出せない。本や新聞を読んでも書かれていることの意味が理解しにくくなったと感じたことはありませんか。年をとって**耳の聞こえが悪くなる**のも脳に問題があります。

脳の毒は、長い年月をかけてじわじわと溜まるので、ある日突然に脳が、広範囲に損傷することはありません。でも、気づかないうちに確実に体をむしばんでいきます。

糖尿病に関する影響

また、糖尿病に関わるホルモンであるインスリンをはじめとして、女性ホルモンや男性ホルモンといった性ホルモン、成長ホルモン、甲状腺ホルモンといった**各種のホルモンは脳からの指令**を受けてつくられます。生命活動に欠かすことができないホルモンを、一定の量に維持するという繊細な作業を脳が行っているのです。

高血圧、高脂血症に関する影響

高血圧や高脂血症などの生活習慣病も脳の毒の影響を受けています。体の痛みやこわばり、動かしにくさ、だるさが抜けない、検査しても異常がないのに**お腹が痛む**、**便秘がひどい**、お酒を飲まないのに**肝臓の数値が悪い**など、原因がよくわからない不調を引き起こしているのも脳の毒が原因という可能性があります。

脳に毒が溜まるということは、脳が正常な状態では働けないということです。脳に異常があればば**いつ、体のいかなる場所で不具合を起こしても不思議ではない**のです。

アルツハイマー病は脳の毒が原因だった！

多くの患者さんがいるにもかかわらず、アルツハイマー病には**いまだに特効薬がありません**。アルツハイマー病は、アミロイドβと呼ばれるたんぱく質の塊が脳に溜まって起きることはわかっていましたが、原因は解明されていませんでした。

そこに着眼したのが前述したデール・ブレデセン博士らのグループです。ブレデセン博士らは、脳にアミロイドβが蓄積するのは、**脳の正常な防御反応**によるものだという事実を突き止めたのです。

体を守るための機能が、脳を壊してしまう

どういうことかというと、たとえば脳に毒物が侵入する、栄養が不足する、炎症が

起きるなどの要因で、脳に悪影響が出そうになるとします。すると脳を守るために集まってくるのがアミロイドβです。そこまではいいのですが、**アミロイドβは増えすぎると一転して、脳神経を破壊する側に回ってしまう**というのです。皮肉なことに、**身体機能は守られる一方で、認知機能が下がってしまう**のです。

アルツハイマー病の患者さんは、「行方不明になって捜索したら10㎞も離れた町で見つかった」ということがよくあります。認知機能が衰える一方で、体は元気なことが多いからです。これはある意味、生命を維持するためにアミロイドβが活躍した結果です。

アミロイドβが集結するのは**高齢者の脳だけではありません**。

脳に毒が溜まっていると、生命維持のために年齢にかかわらず誰の脳でもアミロイドβが集結します。しかしアミロイドβは増えすぎると認知症を誘発する……。つまるところ脳の健康のためにはアミロイドβを集結させなければいい。そのために、すでに溜まった毒を出す、新たな毒を入れないようにすることが重要なのです。

脳の毒はどこから入るのか？

脳の毒は口、鼻、目、皮膚から体内に侵入します。

口から入った食べものに含まれている毒、鼻から吸った空気に含まれる毒、あるいは粘膜や皮膚から侵入した病原菌や毒物は、すべて血管を通じて全身に運ばれます。

すでに書いた通り、これまでは、人体のコントロールセンターである脳には鉄壁の守りが張り巡らされていると思われてきました。脳に向かう血液はフル装備のフィルターでろ過され、たとえ全身を巡る血液に毒が含まれていたとしてもそれを取り除いて安全な血液だけが脳に届くようなシステムが構築されていると。

ところが、歯周病の原因菌のひとつであるジンジバリス菌が脳で見つかったという衝撃的な事実から、私たちは**脳の守りが決して鉄壁ではない**ことを目の当たりにしたのです。これまでの常識では、体内に毒が入ったとしても脳は安全地帯なので大丈

あてはまる項目が多いほどリスクが高い

- □ タバコ・電子タバコを吸っている
- □ お酒をよく飲む
- □ 薬を服用している
- □ 全身麻酔を受けたことがある
- □ 歯周病がある
- □ 保険で虫歯に詰め物をしたことがある
- □ 歯のインプラント治療をした
- □ 外食が多い・加工食品をよく食べる
- □ 丼ものや麺類を食べることが多い
- □ スナック菓子やクッキー、ケーキをよく食べる
- □ 汗をかきにくい
- □ 便秘がちだ
- □ お腹が張る、下痢しやすいなど腸の調子が悪い
- □ 自宅、職場、車などがカビ臭い

夫だと思われていましたが、脳に歯周病菌が侵入するということは、**他の毒物も脳の関門をすり抜けることが否定しきれなくなった**のです。私たちが脳と体を守るためにいまできることは、体にできる限り毒物を入れないこと、体に悪影響をもたらす細菌を増やさないことです。

身近な毒の侵入経路を知っておきましょう

口から入ったものは口の粘膜、胃、小腸、大腸から。口と鼻か

ら入った空気は気道から。目から入ったものは粘膜から。また皮膚を通して侵入する経皮毒と呼ばれるものもあります。皮膚を突き抜けて毒が入るなんて信じられないかもしれませんが、本当の話です。身近な毒の侵入経路を紹介しましょう。

食事で気を付けるべき毒とは？

食べもの、飲みものを選ぶとき、どんなことを基準にしていますか？　味？　カロリー？　栄養成分？　目的によって基準はさまざまだと思いますが、体に溜まる毒をより少なくするには、加工食品なら製造工程、野菜や果物、肉、卵、魚介類なら育ち方を確認することが重要です。

まずいちばん気を付けたいのが**加工食品の添加物**です。流通事情を考えると仕方がない面はありますが、調理済みの加工食品にはほぼ保存料が使われており、ラベルを見るだけでも多くの添加物が使われていることがわかります。中には天然素材から作られる添加物もありますが、多くは化学的に作られたもので、体にとっては毒となります。

つぎは、農産物のお話です。野菜や果物は、魅力的な形や色を作るために**殺虫剤**が使われます。輸入品には、輸送中にカビが発生しないように**防カビ剤**などをかけたものもあります。そもそも、それらが育つ畑の土には、一般的には**除草剤**や**化学肥料**が使われています。育てる土壌に毒が含まれている場合はどんなに水洗いしても落としきれません。

家畜類は、短期間で大きく育てるために、**ホルモン剤**を混ぜた飼料を与えていることもありますし、狭いスペースで多くの家畜を育てる飼育小屋の場合は、悪環境でも病気にならないために**殺虫剤**や**抗菌剤**を与えられています。

医薬品・サプリメントで気を付けるべき毒とは？

まず知っていただきたいのは、**医薬品は体にとっては異物**（＝毒）だということです。もちろん、激痛を抑える、高熱を下げる、急激に広がった炎症を止める、手術のために麻酔が必要など、医薬品が必要なシーンは多々あります。ただ、事実として医薬品は毒の侵入経路のひとつであることは間違いありません。

また、あまり知られていませんが、医薬品の薬効成分を摂取しやすくするために多くの**添加物**が使われています。体の細胞は脂質でできた細胞膜に包まれているので、添加物を使って細胞膜を溶かしやすい脂溶性に設計されます。

ただし、**脂溶性の成分**は肝臓で解毒されずに脂質の代謝ルートにのって脳を含む全身に運ばれます。そしていつまでも解毒されず、脂肪組織に蓄積することもあります。

栄養補助食品に分類される錠剤やドリンク、カプセルなどのサプリメントにも添加物が使われています。サプリメントの添加物については医薬品よりも厳しい基準が設けられていますが、味をよくするため、飲みやすい形に整えるため、保存性を持たせるために、多くの場合、さまざまな添加物が加えられています。

化粧品で気を付けるべき毒とは？

スキンケアのための化粧水やクリーム、お化粧のための口紅やアイシャドウ、アイライン……。これらに共通して添加されているのは保存料。化粧品を冷蔵庫で保存することはありませんよね。性質をある程度の期間保つためには、**保存料**が欠かせません。さらに口紅やアイシャドウなど美しい色合いを作り出している色素の多くは**石油から作られるタール系の原料**です。口紅は食事をすれば食べものと一緒に体内に入りますし、アイラインを目の粘膜のキワに描けば、粘膜から毒が侵入します。

10年ほど前に、ある洗顔石けんを使った2000人以上の人が重篤なアレルギーを発症した事件を覚えているでしょうか？　顔を洗っただけなのにアレルギーが発症したのは皮膚や粘膜からアレルゲンが侵入したからです。スキンケアやファンデーション、そして、**酸化チタンや酸化亜鉛を使った紫外線吸収剤**入りの日焼け止めにも注意が必要です。

同様にシャンプーやコンディショナーも慎重に選ぶのが賢明です。もともと純粋な石けんは固形です。ところが固形のままでは使い勝手が悪いので、**合成界面活性剤**を使って液体やペーストにしています。この界面活性剤を使い続けると、皮膚に備わっているバリア機能が壊れ、そのすき間から毒が侵入しやすくなります。このほかにも**保存料や着色料**、香料などさまざまなものが添加されています。ラベルを見ると正体不明の材料があまりにも多くてびっくりすると思います。

歯磨き剤は口の粘膜から吸収されやすいですし、使用頻度も高いので**真っ先に見直すべき**です。一般的に虫歯を予防する、歯を白くする、歯周病を予防するなど、高機能のものほど化学物質を多く含んでいます。

呼吸で気を付けるべき毒とは？

汚れた空気が体内に入れば空気と一緒に毒が侵入してきます。大気中に浮遊している、**肉眼では見えない汚染物質は粒子が非常に小さい**ので脳まで到達しやすいと言えるでしょう。

化学工場の火災など、見るからに有害そうな黒煙が立ち上る映像をニュースで目にしたことがあるでしょう。しかし火災が起きなくても、化学工場やゴミ処理施設などから出る煙には有害物質が含まれています。

新型コロナウイルスの流行によって世界中の大都市が経済活動を控えたら、空気がきれいになったという画像を見た人も多いのではないでしょうか。それほど現代の空気は汚れているのです。花粉症の方にとっては花粉も毒になります。ＰＭ２・５は花粉よりも粒子が小さいので体に侵入しやすいことは間違いないでしょう。

また、制汗スプレーには**アルミニウムや銀**が含まれているものがありますし、ヘアスプレーや防水スプレー、殺虫剤や虫除けスプレーにも吸い込むと**有害な物質**が含まれています。ボトルに換気しながら使うように指示があるものは間違いなく毒ですから、できるだけ使わないことをおすすめします。

もうひとつ、見落としがちな有害物質が**カビ**です。とくに黒カビは吸い込むとアレルギーや喘息を起こしたり、肺炎を起こします。梅雨になると鼻炎や咳が出る人は、家具の裏の壁に黒カビが発生していないか確認するとよいでしょう。

日用品で気を付けるべき毒とは？

大気汚染については個人の力ではなかなか防げませんが、ふだん何気なく使っているものは自分で選べるので、気を付けて選ぶことをおすすめします。

たとえば液体の食器用洗剤やお風呂洗剤、洗たく洗剤。石けん成分を液体にするには、水と油など性質の違う液体を混ぜ合わせる必要があります。そのために必要なのが、**合成界面活性剤**です。これを素手で使えば皮膚から毒を取り込んでしまいます。

また、**塩素系漂白剤の揮発成分**も体には有害です。部屋で使う除菌・抗菌用のスプレーや芳香剤にも、さまざまな化学物質が含まれているのが実情です。

歯科治療・歯周病菌で気を付けるべき毒とは？

40代以上の日本人のおよそ半数が歯周病だというデータもあります。歯周病はその原因菌が口の中で繁殖することで起きます。悪化すると菌が歯ぐきの毛細血管に入り込んで全身に広がる恐れがあります。脳で見つかったジンジバリス菌は、歯周病の原因菌の一種です。

最近の治療では、あごの骨に金属のネジを埋め込むインプラント治療でまれに金属アレルギーが起きることもありますし、手術中はもちろん、術後も衛生的に管理しないと歯周病になりやすくなることが報告されています。

1980年代ごろまで虫歯治療の際の詰めものとしてごく普通に使われていた**アマルガム**という金属は50%以上が有害な水銀でできています。

アマルガムは非常に毒性が強く、ヨーロッパでは使用が禁止されているところもあります。日本でもアマルガムの危険性が知られるようになりましたが、依然として使用禁止にはなっていないので、虫歯治療の際は**どんな金属を使うのかを歯科医に確認**することが大切です。また、金属のかぶせもので金属アレルギーが起きることもあります。

脳の中にも歯周病菌が住んでいる!?

口は体の中でも細菌が多くいるところです。中でも歯周病菌については深刻で、最近では**心臓病や、動脈硬化などの血管病、糖尿病などの病気を引き起こす**ことが広く知られるようになりました。

口の中にいた歯周病菌がどのようにして病気を引き起こすかというと、粘膜が傷ついたり、歯周病の炎症などで出血したときに血管が傷ついたりというきっかけで、細菌が血管に侵入して、血液と一緒に全身を巡ってしまうのです。その結果、体にさまざまな悪影響を与えるというわけです。

前述のとおり、脳には血液脳関門という関所のようなものがあって、有害な物質が脳に運ばれないようにする仕組みがありますが、歯周病の原因菌のひとつであるジンジバリス菌は、血管脳関門をすり抜けて脳内に到達するということがわかったのです。

ですから**歯周病の予防と治療は歯の健康だけではなく、いまや脳にまで影響する大仕事**。いかに重要なことか、おわかりいただきたいと思います。

意外なところから毒が全身を回ってしまう

また、最近問題となっているのが、「リーキーガット症候群」という腸のトラブルです。精神的なストレスやアレルギーを起こす食品、金属アレルギー、抗生物質をはじめとする薬品などによって、**腸の壁に小さなすき間**ができて、細菌、ウイルス、たんぱく質などの物質が**血中に漏れ出してしまう**ということが報告されるようになりました。腸壁から毒がもれて血管に混入し、血液と一緒に体中を巡るわけですから、当然脳にも到達する可能性があるのです。体の防御機能が、意外なところから破られることがあるのです。

腎臓と肝臓は体内の解毒マシン

腎臓の役割を知っていますか？　**腎臓は体から水分を集めてろ過し、体に必要な成分と不要な毒素に分けています**。必要なものは体内にとどまって血液に送り込まれ、不要なものは尿となって排出されます。ですから腎臓が正常に機能している限りは、体内に毒素が蓄積し続ける可能性は低くなります。

腎臓はとてもタフな臓器ですが、気を付けたいのが糖尿病の合併症のひとつである糖尿病性腎症。腎臓が機能しなくなると透析治療が必要になりますが、透析治療を受けている患者さんの半数近くが糖尿病の合併症の患者さんです。

肝臓は解毒と代謝、胆汁の生成を行うほか、**グリコーゲン（ブドウ糖）を蓄える場所**でもあります。これらの働きの中で注目したいのは解毒作用。アルコールを分解するのも肝臓ですし、飲み薬や食品添加物、細菌なども肝臓で分解されています。

脳に毒を溜めないためには、この２つの解毒マシンをいたわって能力を維持することが必要です。肝臓はアルコールと薬剤の過剰摂取のほか、食品添加物や残留農薬、有害ミネラルなどで疲弊します。

毒が入ってこなければ年をとっても元気に働いてくれる

いずれにしても腎臓と肝臓に機嫌よく働いてもらうためには、体に取り込む毒を減らすことが肝心です。毒が入ってこなければそれだけ負担が減って年齢を重ねても元気に働いてくれます。

体に毒を入れない ↓ 腎臓と肝臓に負担がかからない ↓ 解毒能力を維持できる

この回路を長く保つことが大切です。

腸の悪玉菌が増えるとアンモニアが発生する

腸には細菌が1000種類、数にすると100兆個もいることがわかっています。そしてその大量の菌は毎日死んだり増えたりして、腸内フローラを維持しています。便の中身はおよそ60%が水分、腸壁細胞の死骸が10～15%、腸内細菌の死骸が10～15%含まれています。そして残りの5%が食べたものの残りカス。さらに体内で解毒された物質や、排出すべき毒素も含まれています。

腸内細菌は善玉菌と悪玉菌、日和見菌の3種類に分類できます。腸内を理想的な環境に整えるのが善玉菌、腸内環境を悪くするのが悪玉菌。日和見菌は善玉菌と悪玉菌の情勢をうかがって、善玉菌が優勢になると善玉菌の味方になり、悪玉菌が増えると悪玉菌に味方をするという風見鶏のような菌です。

善玉菌を増やすカギは発酵食品

悪玉菌は腸内で有害物質を作り出したり、下痢や便秘を起こすなどの悪さをしますが、脳の毒との関連でいうと、アンモニアを発生して腸の細胞を傷つけることがもっとも気がかりです。

腸内環境をよくするには、善玉菌を増やすことが大切。善玉菌が増えれば日和見菌が加勢して、悪玉菌の勢力が弱まります。そのためには善玉菌の素を腸に送り込むことが重要です。善玉菌の素とは、みそやぬか漬けに代表される**発酵食品**です。発酵食品を食べることで善玉菌が増えると腸内が酸性に保たれて、悪玉菌が増えるのを抑え込み、食中毒菌や病原菌を排除し、発がん性のある腐敗物ができないようにします。食べもので送り込まれた善玉菌は、腸に定住しにくいので毎日、少しずつでも発酵食品をとるのが理想です。

そして善玉菌の素とともに善玉菌のえさになる**オリゴ糖や食物繊維**をとることも必

要です。オリゴ糖は大豆、玉ねぎ、長ねぎ、ごぼう、アスパラガス、にんにく、バナナなどに含まれています。

第2章

脳に毒を入れない食事

脳に毒を入れない秘策とは？
糖質制限の本当の実力

「脳の毒を出す食事」をはじめる前に、ここでは「脳に毒を入れない食事」について考えていただきたいと思います。

皆さんの中には、血糖値を下げる食事として、またダイエットのための食事として「糖質制限食」や、それをさらに進めた「ケトン体ダイエット」を試したことがある人もいるでしょう。じつは**糖質を控える食事は、脳に毒を溜めないためにも有効**な食事法。私も長く実践している方法です。

なぜ糖質を控えることが脳に毒を溜めないことになるのか解説してみましょう。

体内に取り込む糖質の量を減らすと、たんぱく質と糖質が結合して加熱されることで毒性が高まる老化たんぱく（ＡＧＥ）を作りにくくなることと、アルツハイマー病の危険因子にもなる血糖異常を防げることが挙げられます。

糖尿病や、その一歩手前の段階で、血糖値を安定させるホルモンであるインスリンの効きが悪くなる血糖異常のことを「インスリン抵抗性」といいます。

インスリン抵抗性が起こる要因としては、遺伝や肥満、運動不足、脂っこい食事、ストレスなどが挙げられます。インスリンはそもそも血液中の糖を処理するために分泌されるホルモンですから、糖を取り込まなければインスリン抵抗性を起こす可能性は限りなく下げられるわけです。

１日に処理できる糖質は15グラム！

ところで、私たちが１日に処理できる糖の量はどれくらいだと思いますか？

答えはなんと、たったの15グラム！　砂糖大さじ２杯が18グラムですから、私たちが１日に処理できる量はいかに少ないかがわかります。

私たちがとっている糖は砂糖だけではありません。主食としているごはんにもパンにも麺類にも糖質がたっぷりと含まれています。ちなみにコンビニおにぎり1個の重さはおよそ100グラムで、糖質量は38グラム！　おにぎり1個ですでに1日の許容範囲の2倍を超えてしまいます。

主食だけでも体が悲鳴を上げているのに、さらにケーキやまんじゅうやチョコレートを食べてしまったら……、個人差はあるものの、インスリン抵抗性を起こすのは時間の問題です。

1日50グラムの玄米生活を続けています

先ほども書いたようにコンビニおにぎり1個で、私たちの体が処理できる糖質の2日分以上をとってしまうのですから、脳に毒を入れないためには、糖質の主食でお腹を満たすというこれまでの常識を見直さなくてはなりません。

そこで私は白米を**玄米に替え、1日50グラム程度を食べる**ようにして、患者さんにも同じ食べ方をすすめています。炊いた玄米50グラムにはおよそ18グラムの糖質が含まれていますので、厳密には許容量オーバーなのですが、米を減らしすぎることで強いストレスを感じればそれもインスリン抵抗性を招く要因になるので、これくらいが妥当だと考えています。

玄米には、現代人に不足している亜鉛も、骨を作る材料となるカルシウムも、高血圧を招くナトリウムを排出するカリウムも、白米より多く含まれています。食物繊維も豊富なため、よく噛まないと飲み込めないというメリットもあります。なぜそれがメリットかというと、**よく噛むことは認知機能を高め、唾液の分泌を促して消化をよくすることにもつながる**からです。

ただし、ひとつだけ注意点があります。玄米は収穫した米粒からもみ殻を取り除いたものです。玄米に残っている茶色い薄皮（ぬか層）には農薬が残留している心配があります。玄米を食べるなら、できるだけ無農薬栽培、もしくは減農薬栽培したものを選んでください。

穀類は精白されていないものがベター

米以外の糖質はどうでしょうか。パン、とくに精白した小麦粉で作ったパンは、糖質量が多く、口どけがよく、あまり噛まずに飲み込めます。うどんも同じく糖質量が多いうえに、「うどんはのどごし」といってほとんど噛まずに食べている人もいるのではないでしょうか。そうめん、ラーメンなども同じで、糖質量が多く、あまり噛まずに食べられるようなものは二重の意味でハイリスクです。

パンは玄米同様に、**ミネラルが豊富な全粒粉やライ麦のパンなら許容範囲**です。麺が食べたいときは日本そばのほうがいいでしょう。小麦粉を多く含むそばも多いので、見た目が黒くて**食物繊維やミネラルが豊富な十割そば**のほうが、そば本来の味も楽しめておすすめです。

私も「パンが食べたいなー」と思うことがないわけではありませんが、患者さんにすすめている手前、自分がそれをやっては……と、踏みとどまることができています。

野菜にも糖質が含まれている

ＧＩ値（グリセミックインデックス）というものをご存じでしょうか。食品を食べたあとの血糖値の上昇度を示す指標です。純粋な糖質（ブドウ糖）を摂取した場合の１００を最高値として、数値が小さいほど含まれている糖質が少ないということになります。このＧＩ値を知っていると、糖質を多く含んでいる食べものを簡単に避けることができます。複数の機関でリストが作られており、成分値ではないので、データによってばらつきもある指標ですが、肉と魚はおおむねゼロから微量、野菜や大豆の数値もおおむね低く、葉物野菜は安心できる低い数値です。

ここで気を付けるべきは、精白米や精白した小麦粉から作ったパンや麺と、砂糖、砂糖をふんだんに使ったケチャップなどの調味料、高糖度の野菜や果物に、いも類、にんじん、大根などの根菜類です。

主食をＧＩ値が低い玄米や茶色いパン、黒いそばにし、**おかずやおやつもＧＩ値が低いものを選ぶ**ことで、トータルの糖質量が低く抑えられます。

毒になる油から、薬になる油に代える

長い間「油は健康に悪い、カロリーが高くて太る」と思われてきましたが、それはいまや、あまりに乱暴な古い常識です。

そもそもカロリーとは、3大栄養素と呼ばれるたんぱく質、糖質、脂質が生み出すエネルギー量のことで、この3つがどれだけ含まれているかで計算されます。それぞれの栄養成分の1グラムあたりのエネルギー量（カロリー）は、たんぱく質が4キロカロリー、糖質が4キロカロリー、脂質が9キロカロリーです。つまり脂質は他の2つに比べて倍以上のエネルギーとなり、この1グラムあたりのカロリーの高さが、飽食の現代では悪者扱いされがちな理由だと思います。

しかし脂質は少量でもエネルギーを摂取できるので、**食が細い人には絶好のカロリー源**になりますし、体じゅうの**細胞の細胞膜や各種のホルモン、核膜などの材料と**

脳の毒になる油、薬になる油

◎	オメガ3（α－リノレン酸）	アマニ油　えごま油 ＊魚や甲殻類に含まれているEPA、DHA
◎	オメガ9（オレイン酸）	オリーブオイル　菜種油 ごま油
◎	中鎖脂肪酸	ココナッツオイル MCTオイル
△	飽和脂肪酸	バター、ラード
×	オメガ6（リノール酸）	大豆油　コーン油
×	トランス脂肪酸	マーガリン　ショートニング

なります。ビタミンA、D、E、Kといった脂溶性ビタミンの吸収を促進する働きもあります。皮下脂肪として溜まった脂質には、**寒さから体を守る機能**もあります。油はすべてダメと思い込んでしまうと、必要な油分が不足しかねませんから注意が必要です。

毒を作らない、脳や体の炎症を防ぐという観点からすると、近年、脚光を浴びているオメガ3、オレイン酸が豊富なエクストラバージンオリーブオイル、中鎖脂肪酸が主成分のココナッツオイルやMCTオイルがよい油になります。

オメガ3に分類されるものには、アマニ油やえごま油に含まれるα-リノレン酸と、魚類に含まれるEPA・DHAがあり、どちらにも炎症を抑制する働きがあります。ただし加熱すると酸化するので、アマニ油とえごま油は生野菜や豆腐、加熱調理がすんだ料理などに少量をかけて加熱せずにとります。魚に含まれるオメガ3についても、焼いたり煮たりすると酸化するので、刺身などで生食するのがベターです。


アマニ油、えごま油、ココナッツオイル、MCTオイルのどれかを、加熱しないで1日にスプーン1杯とることを習慣にしてください。アマニ油は少しえぐみがあり、えごま油は魚の脂に近い味がします。好みで使い分けるとよいでしょう。開封すると酸化していきますので、茶や緑色の遮光びんに入っていて1~2か月で使い切れる量のものを選んでください。そして開封したら冷蔵庫で保存します。

オリーブオイルは酸化しにくく、脳の炎症を抑えるオレオカンタールという成分が含まれており、抗酸化成分が豊富な点が秀逸です。加熱しても酸化しにくいので毎日の料理に使いやすく、保存性もあります。また、体内でも酸化しにくいので**発がんの**

恐れがある過酸化脂質も作りにくいのです。オリーブオイルにはエクストラバージンオリーブオイル、ピュアオリーブオイルなどの種類がありますが、加熱処理や化学的処理をせずに出荷される**エクストラバージンオリーブオイル**を選んでください。

ココナッツオイルの主成分である中鎖脂肪酸は、中性脂肪になりにくいという特徴があり、肥満予防にも役立ちます。

ココナッツオイル特有の甘い香りが苦手な人にはＭＣＴオイルがおすすめです。ＭＣＴとは、そのものズバリ中鎖脂肪酸のこと。英語のMedium Chain Triglycerideの頭文字です。１日の目安はスプーン１杯程度。加熱調理には向きません。無味無臭でクセがありませんので、料理にかけたり、コーヒーなどに入れてとるとよいでしょう。

油が脳のエネルギーになる仕組み

糖質を減らしていい油をとる食生活をしていると、油が脳のエネルギーとなるケトン体に分解されて、脳に栄養を届けます。これまでの食事から糖質を減らしたことで体内の糖質が不足するようになると、油を原料にして作られるケトン体が、脳の栄養となります。とくに中鎖脂肪酸１００％のＭＣＴオイルは、速やかにケトン体に分解されて脳の栄養となることがわかっています。

ほかに固形タイプの飽和脂肪酸としてバターやラードなどがありますね。動物性脂肪は血液をドロドロにするなど体によくないイメージがあるかと思いますが、**バターは大量にとらなければおすすめできる油**です。抗酸化成分が豊富なうえ、ビタミンＡ・Ｄ・Ｅも含まれていて、複雑な加工がされていません。とりわけおすすめしたいのは生乳の油脂を乳酸菌で発酵させて作る**発酵バター**です。普通のバターに比べて風味が豊かで味もよく、腸内環境を整えてくれます。**ラードにも、わずかですがビタミン類が含まれています。**

トランス脂肪酸とオメガ6には要注意

さて、**注意すべき油**とはなんでしょうか。それは水素系の薬品を添加して作られた油です。サラサラの植物油から固体のマーガリンを作る過程や、種子から植物油を抽出する際に使われる溶剤を揮発させるために高温処理を行う過程で、**トランス脂肪酸**というものができるからです。

トランス脂肪酸は心臓疾患との関連が言われており、海外では基準値が規制されているところもあります。が、その前に薬品を添加したり、高温で加工しているところが問題です。使いやすい形状にするため、原料から最大限の油脂を搾るために原料が変質している可能性があります。大豆油やコーン油といった油のほか、菓子パンやクッキー類、スナック菓子に使われているマーガリン、ショートニングなどに注意が必要です。

大豆油やコーン油に多く含まれているオメガ6は、体内で分解されるとアラキドン酸という物質になって、免疫系や血圧の調整に働きます。しかし**とりすぎると動脈硬化や高血圧、脂肪肝、自己免疫性疾患、アレルギー疾患を起こしやすくなる**ので注意が必要です。安価なので加工食品や外食産業で使われることも多く、とりすぎてしまいやすいのが問題です。

「焦げた魚を食べるとがんになる」は都市伝説？ゆでる・煮る・蒸す調理法が無難

昭和の時代でしょうか。「焦げたものを食べるとがんになる」と盛んに言われていたのを覚えていますか？　そんなことはあり得ないという話に落ち着いたようですが、私はあれは真実だと思います。黒く焦げた部分は糖質とたんぱく質が高温調理によって変質したもので、**目に見えるＡＧＥ（老化たんぱく）**です。直火で調理した焼き魚やバーベキューの黒い焦げのほかにも、フライパンで焼いたり炒めたりした肉や野菜の黒や茶色に変色したところ、トーストの茶色い焼き目もＡＧＥの塊です。トンカツや唐揚げの茶色い衣もＡＧＥ。高温の油で揚げたポテトチップス類や揚げ餅、麦茶やほうじ茶からもＡＧＥが検出されています。

生野菜はセーフ！ 刺身はレモン果汁をプラス

そこで見直したいのが「ゆでる・煮る・蒸す」調理方法です。

ＡＧＥは糖質とたんぱく質が一緒に「高温」調理されることでできます。ところが、**水を沸騰させる「ゆでる・煮る・蒸す」という調理**なら、どれも最高温度は１００度ですみます。最近では肉や魚を60度程度で加熱する「低温調理」という調理法も人気です。この方法ならＡＧＥの発生を防ぐことができます。

つけ加えると、**生野菜にはＡＧＥは存在しません**が、肉や魚などの動物性食品は、生のままでもＡＧＥが存在します。つまり刺身はそのままでもＡＧＥがあるのですが、**レモン果汁や酢をかけるとＡＧＥの量を減らせる**ことがわかっています。

ちなみに、天ぷらは茶色くなるほど加熱しませんが、油で揚げる調理自体、ＡＧＥを増やすうえにトランス脂肪酸を発生させることがわかっています。トランス脂肪酸は「悪玉コレステロールを増やす」「細胞膜を変質させる」「肥満や骨に悪影響を及ぼす」ので、揚げものは避けるのが賢明です。

肉食派は、赤身で決まり！

一般に多く流通している牛肉のエサは、大豆やとうもろこしなどの穀類です。穀類は糖質が多いので、脂身が増えてしまいます。速く育てるために発がんリスクのある肥育ホルモンを使う国もあります。日本では使われておらず、オーストラリアでは使用が認められているものの、日本向けの牛肉には使われていないようです。アメリカではいまでも肥育ホルモンの使用が認められていて、日本への輸出に関する規制もないので安心できません。また、日本では窮屈なスペースで育てられることも多く、病気の集団感染を防ぐために抗生物質を与えられている可能性があります。

一方、**牛肉でもっとも安心なのは、グラスフェッドビーフ**という牧草を食べて育った牛です。広い牧草地で放牧されて、食べるのは本来牛が食べていた牧草。ほとんど糖質を含まない牧草を食べているので、脂肪が増えすぎず、ビタミンが豊富な赤身肉になります。最近では、オーストラリアやニュージーランドからの輸入グラスフェッドビーフのほか、国産のものも手に入るようになりました。

国産の豚肉も鶏肉も、肥育ホルモンは使われていませんが、抗生物質の投与はまだ行われているようです。すべての肉について飼育方法を確認することは難しいので、**出所のわからない肉はできるだけ食べない**のが望ましいと思います。

肉で亜鉛不足を解消する

とはいえ、牛肉や豚肉の赤身肉には現代人に不足している亜鉛が豊富に含まれています。ですから**肉を食べるのは亜鉛のため**と割り切って、赤身肉を野菜の味付けになる程度の量だけ食べるのがいいでしょう。たんぱく質は1日に体重1キロあたり1グラム、体重60キロなら60グラムを食べれば十分です。たとえば牛肉の生の赤身肉100グラムには、およそ20グラムのたんぱく質が含まれています。肉だけで足りないたんぱく質は卵や小型魚、貝類、大豆製品などから補給してはいかがでしょう。

卵は「平飼い」が第一選択

牛肉と同じように、自由に身動きがとれない狭い鶏舎に閉じ込めて、卵さえ産んでくれればいいという育て方をされている鶏は、間違いなく抗生物質を与えられています。ということはその鶏が産んだ卵にも抗生物質が混入しているということです。

病院や歯科で抗生剤を処方されたことはあるでしょうか。それはどんなときでしたか？ 手術をしたあと？ 細菌に感染したとき？ 手術のあとの抗生剤は悪い細菌が繁殖するのを予防するため、細菌感染したときは菌を駆除するために服用します。

抗生剤は菌を殺す殺菌剤です。感染してしまったときに駆除できる薬はとてもありがたいものですが、この**抗生剤は、悪さをしている菌だけを狙って殺すことはできず、体にとって有益な菌も一緒に殺してしまう**のです。以前は風邪をひいたときに抗生剤を処方する医師もいましたが、最近では有益な菌への悪影響を考えて、風邪で抗生剤を処方することはまずありません。こうした情報を知って抗生剤を飲まないようにしているという方もいらっしゃるのではないでしょうか。

飼育環境や飼料を調べて、納得できるものを選ぶ

ところが、抗生剤の服用を拒否しても、多くの人は抗生剤を与えられた鶏の肉を通して、産み落とした卵を通して、抗生物質を取り込んでしまっています。卵についてはパッケージにQRコードやホームページのURLなどが記されているものが増えていますから、飼育環境や飼料について調べ、納得できるものを選ぶとよいでしょう。

もっと簡単に選ぶなら断然**「平飼い卵」**がおすすめです。平飼いというのは、鶏が動き回れる場所で鶏舎に閉じ込めずに育てる飼育方法です。ヨーロッパ諸国やアメリカ、カナダ、オーストラリアなどでは動物福祉の観点から鶏舎で育てることはすでに規制されはじめています。日本でもこの考え方が広まりつつあるので、スーパーでも見つけやすくなっています。

まぐろはひと月に2回まで

日本人はまぐろが大好きですが、食べすぎは危険です。ひと月に2回程度にするべきでしょう。なぜなら、水銀が高濃度に含まれているからです。

水銀をはじめとするカドミウム、鉛などの重金属は神経を侵す毒です。まさか神経の病気を引き起こすほど大量には食べていないとしても、**魚をよく食べる人は、水銀のせいで疲れやすい**ことがあります。水銀によって腸のバリアが壊れ、免疫力の低下や炎症が起きるからです。「体内に水銀が溜まっているかも」と不安になったら、「毛髪ミネラル検査」という方法で体内に蓄積した有害金属の量を調べることもできます。

まぐろ以外でも、大型魚のめかじきや、養殖の鮭は水銀を多く含んでいる可能性が高いです。大型の魚に水銀が多く含まれるのは、食物連鎖と関係があります。化学工場などから水銀を含んだ廃水が海に流れ出すと、それを飲んだプランクトンが体内に水銀を溜め込み、水銀が蓄積したプランクトンを小魚が食べて水銀を溜め込む、次は中型魚が小魚を食べ、大型魚が中型魚を食べる。それぞれの魚は体に水銀を蓄積しているので、それを食べた最後の大型魚には、高濃度の水銀が溜まってしまうのです。

天然の小型魚がベスト

養殖の魚については、どういうエサを食べているのか、どんな漁場で育っているのかがわからない不安が残ります。安全策として、**天然のあじ、いわし、さんま、にしんなどの小型魚**を食べるとよいでしょう。**鮭も天然のもの**は安心できます。脂がのった旬の魚ならばEPA、DHAといった良質な脂が豊富なのでおすすめです。

しらすやちりめんじゃこ、おきあみなども安心して食べられます。骨の材料となるほか、精神を安定させてイライラを鎮める、不眠を防ぐ効用もあるカルシウムがとれます。

ひじきは週に1回まで！

ひじきは日本伝統の健康食というイメージがありますね。食物繊維のほか、カリウムやカルシウムなどのミネラル類が豊富な海藻で、栄養面だけを見れば優秀な健康食材と言えます。

ところが2004年、英国食品規格庁が、ロンドンで売られているひじきについて、**発がん性のある無機ヒ素を多く含む**ので食べないようにという勧告を出しました。それを受けて東京都江東区の保健所が日本産、韓国産、中国産のひじきについて調査したところ、英国食品規格庁が測定した濃度と同レベルの結果が出ました。ヒ素は言うまでもなく毒です。多量に摂取すると急性中毒を起こして死ぬこともあります。慢性中毒では嘔吐、食欲減退、皮膚の発疹や炎症を起こしたり、知覚障害や運動障害を起こすこともあります。

●英国食品規格庁（Food Standards Agency:FSA）はカナダ食品検査庁（Canadian Food Inspection Agency:CFIA）の報告を受け、ロンドンで売られている31検体の海藻類について、総ヒ素と無機ヒ素の濃度を測定した（下表）。

●海藻類はたいてい乾燥されて売られている。水戻しを前提として検体を調整した。

●ヒ素はすべての海藻類から検出されたがひじきは特にヒ素が多く含まれていた。健康被害としては、有機ヒ素よりも無機ヒ素のほうが問題であり、ひじきを食べることで、無機ヒ素を多く摂取することになるので、あえて食べないよう勧告する。

海藻類のヒ素濃度（単位は海藻類1キログラム当たりミリグラム）

	乾燥 総ヒ素	乾燥 無機ヒ素	水戻し 総ヒ素	水戻し 無機ヒ素	戻し水 総ヒ素	戻し水 無機ヒ素
ひじき平均値 （n=9）	110mg/kg	77mg/kg	16mg/kg 湿重量	11mg/kg 湿重量	5mg/kg	3mg/kg
あらめ平均値 （n=3）	30mg/kg	0.3mg/kg 未満	3mg/kg 湿重量	0.3mg/kg 湿重量未満	1mg/kg	0.01mg/kg 未満
わかめ平均値 （n=5）	35mg/kg	0.3mg/kg 未満	4mg/kg 湿重量	0.3mg/kg 湿重量未満	0.4mg/kg	0.01mg/kg
こんぶ平均値 （n=7）	50mg/kg	0.3mg/kg 未満	3mg/kg 湿重量	0.3mg/kg 湿重量未満	0.3mg/kg	0.01mg/kg 未満
のり平均値 （n=7）	24mg/kg	0.3mg/kg 未満	のりは 水戻ししない	のりは 水戻ししない	のりは 水戻ししない	のりは 水戻ししない

1日4・7グラム未満なら問題ない

厚生労働省では、WHOが定めた基準に照らして、水で戻したひじきを毎日4・7グラム以上食べなければ問題ないとしていますが、毒をできるだけ体に入れないためには、**ひじきは食べないのが正解**です。ひじきが大好物でやめられないなら、せめて週に1回、小皿に載る程度の量にすべきです。

ちなみに、同じ海域で育つわかめや昆布、のりに含まれている無機ヒ素は、ひじきの無機ヒ素の200分の1程度ですから、この程度なら許容範囲。便通をよくして糖質を吸収しにくくする水溶性食物繊維をとるためにも、**ひじき以外の海藻は存分に食べてください**。

人工甘味料を避ける

主食の糖質を減らしたぶん、おかずの量や品数を増やしてエネルギーをとるのは正解ですが、おかずに果糖ブドウ糖液糖入りの調味料を多用しているとしたら本末転倒です。

加工食品の多くに使われているもっとも危険な人工甘味料が、果糖ブドウ糖液糖です。ドレッシングやぽん酢、焼肉のたれやめんつゆ、あるいは鍋の素、だしの素、フルーツジュース、清涼飲料水などの原材料表示を見てみてください。果糖ブドウ糖液糖とかブドウ糖果糖液糖と表示されていませんか？　その正体はとうもろこしから作られる安価な甘味料です。**ドレッシングは油と酢、塩**で作れますし、**めんつゆはだしにしょうゆとみりん**を加えれば作れます。**焼肉は塩やしょうゆ**で食べる。甘辛いたれで食べたいなら、**果物で甘みを加えて自分で作ればよいのです。**

どうしても砂糖を使いたいときには、甘酒や塩麹

しばしば「糖質がダメなら、砂糖の代わりに何を使えばいいですか？」と聞かれますが、私は逆に「砂糖を使う必要ある？」と質問しています。あなたはいつ砂糖を使いますか？　コーヒーや紅茶に入れる？　煮物を作るとき？　ほかには？　よく考えてみると砂糖がなくても困ることはないのではないでしょうか。**どうしても砂糖を使いたいという方には、甘酒や塩麹**を提案しています。上白糖やグラニュー糖のような強い甘みとはいきませんが、自然な甘みがあります。

また、各国で使用を認められている人工甘味料にも注意してください。スクラロース、アセスルファムカリウム（アセスルファムK）、サッカリン、アスパルテーム、トレハロース、キシリトールなどは加工食品のラベルによく登場します。人工甘味料は少量で強烈な甘さを持ち、ゼロカロリーもしくは低カロリーです。しかし、毒を出す、入れないという観点からは、どれもおすすめできません。できるだけ加工食品をとらないようにしてはいかがでしょうか。

グルテンは腸の炎症を起こす

数年前に、テニス界のキング、ノバク・ジョコビッチ選手が実践しているグルテンフリーという食事法が話題になりました。グルテンとは小麦が発芽する際に必要なたんぱく質です。小麦のおもな成分は炭水化物ですが、たんぱく質も10～15%含まれています。このたんぱく質のおよそ8割がグルテンです。グルテンは欧米人に多いセリアック病、グルテン不耐症、グルテン過敏症、小麦アレルギーなどを引き起こします。

セリアック病は日本ではあまり知られていませんが、小麦をよく食べる欧米で増加している自己免疫疾患で、遺伝子組み換えをした小麦が原因ではないかと疑われています。グルテン不耐症はグルテンを分解する酵素が不足していたり、機能しないために消化不良やさまざまな不調が起きます。グルテン過敏症は小腸がグルテンに過敏に反応して不調を起こします。不耐症と過敏症のおもな不調として集中力の低下、下痢や便秘、消化器全般のトラブルなどが挙げられます。小麦アレルギーは**食べてすぐに症状が起きる即時型アレルギー**と、**食べてから数時間〜数日後に症状がでる遅延型アレルギー**がありますが、どちらも増加している印象です。

さて、問題はグルテン不耐症や過敏症の人がそうとは知らずに小麦を食べた場合です。グルテンに耐えられない小腸が攻撃されて腸の細胞と細胞の間にすき間ができるリーキーガット症候群となり、血液に不要なものが混じると全身で炎症が起きます。そう！　炎症は脳の毒の原因です。グルテンを毒と認識する人にとって小麦粉や大麦、ライ麦などグルテンを含む食べものは即、毒となります。

ほとんどの人にとって有害という指摘も多い

グルテンに敏感な人はアメリカでは人口の５％、日本ではもっと少ないとされます。けれども多くの研究者がほとんどの人にとってグルテンは有害であると指摘しています。パンやうどん、そうめん、ケーキ、どら焼きやまんじゅうを食べると下痢や便秘をする、なんとなく調子が悪い、集中力が落ちると感じている人はグルテンに敏感な体質かもしれません。抗体検査やアレルギー検査を受けて確かめる方法もありますが、2週間程度、徹底的に小麦粉、大麦、ライ麦を抜いてみて、だるさや不調が出るかどうかを確認してはいかがでしょう。小麦粉をやめると体調がいいならグルテン過敏体質の可能性があります。

私のクリニックでは初診の患者さんに抗体検査を受けていただくのですが、その結果を見ると、半数以上の人がグルテンに対する抗体を持っています。抗体とは、体が「これは毒！」とみなしたものから体を守るために作られるものです。グルテンの抗体を持っているということは、その人にとってグルテンは毒ということなのです。クリニックにいらっしゃる患者さんは認知機能に不安がある方たちですから、毒と知らずに小麦粉を食べ続けた結果、認知機能が低下しつつあるということかもしれません。

アメリカでベストセラーになり、私が翻訳を手掛けた『小麦は食べるな！』（日本文芸社）という本があります。その中でも**現代の小麦は収穫量を増やすために品種改良や遺伝子移入を重ねたもの**で、この1世紀で収穫量が10倍になったとされています。

しかも、現代の小麦は放っておくと実をつけることができず、化学肥料を与え、殺虫剤で守られているのです。日本で消費されている小麦粉の多くは輸入小麦ですから、皆さんも無意識のうちに現代の小麦を大量に食べているかもしれません。

私はこのことを知った10年以上前から、白いパンを食べていません。現代小麦の危険性を知る前は普通に食べていて、いまでもふと白いパンを食べたいなと思うことはありますが、知識が邪魔をして食べられません。

パンやパスタがおいしいのには訳がある

さらに悪いことにグルテンには依存性があります。グルテンが胃で分解されると、麻薬のような働きを持つ物質に変化します。それが脳内に侵入すると、「めっちゃおいしい！」と脳を高揚させます。このとき、**脳を喜ばせているのは暴走したドーパミン**です。ドーパミンはやる気を出す脳内物質として知られていますが、暴走すると神経を攻撃する毒となり、神経細胞を殺してしまうのです。

牛乳が毒になる人もいる

牛乳は学校給食に採用されているほか、東京都健康長寿医療センターで行われた調査において、牛乳やヨーグルトなどの乳製品を定期的にとっている人は介護の対象になりにくいという結果が出ています。牛乳は吸収されやすいカルシウムとたんぱく質が豊富で、成長期の子どもの骨と体をつくる、骨粗しょう症になりにくくする、高齢者の筋肉や骨を守るために欠かせない健康飲料です。

ところが、**一部の人にとっては牛乳が毒となる**こともあります。まずは乳糖不耐症。日本人には牛乳に含まれている乳糖を分解できない人がいます。牛乳を飲むとお腹が痛くなる、下痢をしてしまう人は体質的に牛乳が合わないので無理して飲んではいけません。牛乳を飲む最大の目的とされるカルシウムは小魚やおきあみ、桜えび、骨ごと食べられる魚の水煮缶、小松菜、豆腐、厚揚げ、納豆、ごま、アーモンドなどからもとれます。たんぱく質は魚、肉、卵、大豆からとればいいのです。乳糖不耐症の人は、発酵過程で乳糖が分解されているヨーグルトやチーズは食べても大丈夫です。

カゼインフリーという選択が必要なことも

次にホルスタイン牛の牛乳に含まれているベータカゼインＡ１に対する抗体がある人も注意が必要です。体内でカゼインからつくられるβカソモルフィンが、１型糖尿病を引き起こす危険があります。

私のクリニックで抗体検査を受けた、**認知機能に不安のある患者さんの半数以上がカゼインに対する抗体を持っている**ことがわかりました。抗体ができているということはその人の体にとっては牛乳が毒であるということです。カゼイン抗体ができている人は、乳製品全般を控えるのが望ましいです。患者さんに話を聞くと、牛乳が好きな人がカゼインの抗体を持っていたり、パンを毎日食べるパン好きの人からグルテンの抗体が出ることもあり、なかなかうまくいきません。

まとめ

生産効率を優先して育てられた作物を避ける

すでにおわかりのように、一撃で生命を奪うような猛毒ではないけれども体をむしばむ毒が、私たちの脳には少しずつ、長い年数をかけて蓄積されています。まとめていうと、人間が創り出した自然界には存在しなかった化学物質が、海中や土中でも分解されずに生態系を乱しています。それが人の体に入れば消化されないばかりか排出もされにくいので、体内に少しずつ蓄積しているのです。

●大量生産に適するように遺伝子を組み換えた畜産物を含む食物

遺伝子組み換えされた食物が人体に与える影響の研究はまだ半ばですが、悪影響の可能性は完全に払拭されていません。身近な例では、前述した小麦があります。大胆な品種改良をくり返してきた小麦に含まれるたんぱく質は、アレルギーを誘発しやすく変異していますし、市販の食品に記載されているアレルギー表示義務のある7品目は、アレルギー発症数の多い順に卵、乳、小麦、落花生、えび、そば、かにで、小麦製品は3番目に発症数が多いのです。

●当たり前のように農薬を使って育てた野菜や果物

また、農薬は散布するときの危険性だけでなく、土壌汚染につながります。仮に栽培中に農薬を使わなかったとしても、農薬が染み込んだ土で育てれば作物に必ず影響が出ます。

●狭い家畜小屋でも病気にかからないための薬剤を与えた家畜

私たちが大量に消費している卵や肉は、動物の生育環境よりも、生産効率を優先して育てられているものがほとんどです。そのおかげで安価な卵や肉が買えるのですが、薬漬けで育った家畜が人間の健康を損なわない卵を産んだり、精肉になるかというと答えはNOです。

●食品を長持ちさせるための食品添加物

食品添加物は流通のさせやすさや店舗での衛生管理をするため、また消費者が買いたくなる見栄えや味をつくりだすために、本来は必要のないものを加えているのです。

●自然界にはもともと存在していなかった有害な化学物質

口から入った水と食物に含まれる栄養は食道、胃、腸からなる消化管を通る間に体に吸収されます。酸素は肺に取り込まれて、常に体内で回収した二酸化炭素と交換をし続けています。

この大事な水と酸素、食物に毒が含まれていたらどうなるでしょう？　飲みものや食べものに含まれる毒は胃腸で消化吸収される過程で体内にとどまり、汚染された空気を吸い込めば、肺から血管に酸素が送り込まれて全身に取り込まれていきます。また、粘膜や皮膚を通過して体内に侵入する毒もあります。体内に取り込まれた毒の多くは肝臓や腎臓で無毒化されますが、解毒しきれなかった毒は脳へと侵入する可能性が大いにあります。

第3章

脳の毒を出す食事

脳の毒は食べもので出せる！

私たちが生活環境や食べものを通して、日々、体内に毒を取り込んでいることはすでに書いた通りです。現代人は脳も体も毒まみれなのかと落胆させてしまったかもしれませんね。

しかし、**溜め込んだ毒は食べもので排出できます**。どうぞ安心してください。

脳と体に溜まった水銀やカドミウム、ヒ素、鉛などを解毒すること、体内で過剰に発生した悪玉の活性酸素を抗酸化力で無毒化することも可能です。解毒作用のある野菜と果物、魚介類をリストにしたので（98〜107ページ）ぜひ参考にしてください。

また、加工食品には栄養成分が表示されていますし、栄養成分表などで調べると個々の食べものの栄養成分がわかりますが、体内ですべてが吸収されるわけではありません。たとえば、80グラムのたんぱく質を含む肉と20グラムのビタミンCを含む野菜を食べたとします。私たちはそのすべてを体に取り込んだと思い込みがちですが、実際には完全に吸収できているわけではありません。たんぱく質を80グラムとビタミンCを20グラム食べても、体内に取り込まれるのは80グラム未満のたんぱく質と、20グラム未満のビタミンCです。

毒出し効果のある食べものを毎日、何かしら食べよう

これを何グラム食べると、毒が何%出ると示せるとよいのですが、人の体はとても複雑で、それを示すのは難しいところです。体格は人それぞれですし、同じ量を食べても胃腸の健康具合によって栄養を吸収できる割合は変わってきます。

患者さんからもどのくらいの量を食べたらいいですかとよく質問を受けますが、お腹が満足したらそれでけっこうですとお答えしています。**大切なことは毒出し効果のある食べものを毎日、何かしら食べる**ことです。毒は毎日、体内に侵入してきます。せめてその日に取り込んだ分だけでもその日に解毒したいものです。

解毒作用のある野菜や果物は、毒素を細胞から引きはがしてくれます。はがれた毒素は便、尿、汗の毒出しルートを通じて体外に排出されます。難しいことを考えずとも、食べるだけで毒を出してくれますから、毎日の食事にふんだんに取り入れてください。解毒を目的とするので、農薬不使用のものが理想です。家庭菜園やベランダガーデンなどで育ててみるのもいいですね。

腸を整えて、便として排出しよう

脳の毒をスムーズに出すには、**腸を健康な状態に整えて、便通をよくする必要**があります。お腹が張るほどの便秘をすると、便が腸内にとどまっている間に、便の中の毒が再び放出されて、体に再吸収されてしまう危険があります。

また、腸内環境が乱れて腸内に悪玉菌がはびこっていると、有毒ガスが発生します。有毒ガスをおならとして出せればよいのですが、溜まったままになっているとそれもまた体内に吸収されてしまいます。

活性酸素を無害化する抗酸化作用とは？

私たちが酸素を吸えば、必ず体内で活性酸素が発生します。活性酸素は老化を早めたり、がん細胞を増やしたり、血管を傷つけたりする毒ですから、できる限りケアすることが重要です。そこで、

「活性酸素の働きを抑える」
「活性酸素が酸化するのを抑える」
「活性酸素によって損壊した細胞を修復する」

という、これら３つの働きをする抗酸化作用のある食品をとることが不可欠なのです。抗酸化作用のある食品については１０３ページでご紹介します。

脳はブドウ糖だけでは働けない

「ブドウ糖（糖質）は脳の唯一の栄養」ということがよく言われます。たしかにブドウ糖は脳のエネルギーとなりますが、決して**唯一の栄養ではない**のです。

脳の働きをよくするには、脳内にあるシナプスを作るビタミンDが不可欠です。シナプスとは脳の神経細胞と神経細胞をつなぐ道のことで、神経を伝達する際になくてはならないものです。シナプスも体の他の細胞と同様に、古くなっては新しく作られることをくり返していますので、材料のひとつであるビタミンDが不足すると、健康なシナプスを維持できません。

ビタミンDは骨を形成する成分として広く知られていますが、ビタミンDが細胞に入ると骨を作るために必要な9000以上の遺伝子のスイッチが入るのです。ほかにも炎症を抑える遺伝子、腫瘍ができるのを抑える遺伝子にもスイッチが入ることがわかっています。

シナプスを作るビタミンDをとろう

ビタミンDは鮭やさば、しらす、いくらなどの魚類や、干ししいたけ、きくらげなどに含まれていますが、日光（紫外線）を浴びると体内で合成できます。

運動をすると脳由来神経栄養因子というものが増えてシナプスを強化できるので、**天気のいい日にウォーキングをするとビタミンDが増えると同時にシナプスを強化できて一石二鳥**です。

アルツハイマー病からがんまで引き起こす「ホモシステイン」の攻略法とは？

なかなか聞き慣れない言葉だと思いますが、脳の栄養と炎症の指標となる「ホモシステイン値」という指標があります。「ホモシステイン」は必須アミノ酸のメチオニンが代謝されてできるもので、脳に炎症が起きている場合や、脳が栄養不足に陥っていると数値が高くなります。

ホモシステイン値が高い状態を放置すると、脳や血管にダメージを与え、アルツハイマー病を発症しやすくなります。やっかいなことに、心血管疾患や脳卒中、いくつかのがんの重大な要因であることもわかっています。

ホモシステイン値が低い状態を維持できれば、脳や血管に与えるダメージは小さくなります。そのことで直接的に毒素を排出するわけではありませんが、脳が毒に侵されないためには重要なことです。

ビタミンB6、B12、葉酸が救世主

ホモシステイン値を高くしてしまう原因として、ナッツ類、チーズ、牛肉、ラム肉、豚肉、貝類、大豆、卵、乳製品などの食材があります。ではこれらを食べるのはよくないのか？　答えはNOです。これらの食材のなかには解毒効果のあるものもあり、必ずしも避けるべきではありません。

じつは、これらの食材を食べても、**ホモシステイン値を低く抑えてくれる栄養素**があるのです。それは**ビタミンB6とビタミンB12、葉酸**です。この3つの栄養素が十分にとれていれば、ホモシステインが体内でうまく循環して低い値を保てるのです。

自然塩のすすめ

私は以前、塩は本当に体に悪いのかという疑問を持ち、日本各地の自然塩をはじめ、世界中の海塩や岩塩を集めて味や成分を比較したことがあります。まず感じたのは、自然塩は塩辛くないということです。もちろん塩の味はしますが、精製塩とはまるで違って塩けがまろやかなのです。塩というからには塩化ナトリウムが主成分ですが、それ以外のミネラルの含有バランスや、製法、産地によって微妙に味が違います。

それをさまざまな角度から分析した結果、**体にいいのは海水と同じミネラルの割合の自然塩**だという結論に達しました。その成分は塩化ナトリウムがおよそ78％で、他に塩化マグネシウム9％、硫酸マグネシウム6％、硫酸カルシウム4％が含まれています。この割合の塩を選べば、塩分摂取量の目標値が1日7・5グラムの男性の場合、9・6グラムは食べることができます。

「平釜法」「天日法」「採掘法」の塩

塩を選ぶときには「平釜法」「天日法」「採掘法」で作られたものかどうかを確認してください。岩塩も自然のミネラルバランスが取れている体にいい塩です。「にがり補足再製塩」とあるものは純粋な天然塩ではないので注意してください。

また自然塩にはナトリウムと相反する働きをするカリウムが含まれているものもあります。とりすぎると血圧が上がるナトリウムと、血圧の上昇を抑えるカリウムを同時にとれるので、高血圧になりにくいことは言うまでもありません。

私が群馬県で運営している介護付き有料老人ホームでは、自然塩のほかに自然塩で作る塩麹なども活用しています。入居者さんの1日の食事の塩分は10・5グラムですが、入居すると血圧が下がる方がほとんどです。いい塩を選びさえすれば味気ない食事を我慢することはありません。

食物繊維が脳を救う

便通をよくすることで知られる食物繊維には、体内の毒素を排出する働きもあります。食物繊維が便通をよくするのは、便を柔らかくして便のかさを増やし、腸の動きを活発にしてくれるからです。排便は体に備わった毒出しの主力ですから、**スムーズに便を出すことは毒出しの基本**となります。

とくに、めかぶや昆布などの海藻類に含まれるねばねば成分、こんにゃくや寒天に含まれている成分は、腸内に長く止まって固くなった便を柔らかくして、便秘を解消するのに役立ちます。やまいもやなめこ、オクラなどに含まれているねばねば成分は、便秘を改善するだけでなく、まさに**毒出し臓器ともいえる肝臓と腎臓の機能**を高めてくれます。

また、**食物繊維は、腸の善玉菌のエサ**にもなります。善玉菌が増えて腸内環境が整えば、滞った便に含まれる悪玉菌から、アンモニアをはじめとする有毒ガスは発生しません。ほかに食塩に含まれている**ナトリウムを排泄**したり、**コレステロールの吸収を抑える**など、食物繊維にはたくさんの働きがあります。

食前の「レモン&しょうが水」が肝臓にいい

食前に、**レモン果汁としょうがのしぼり汁を入れた常温の水**を飲むと、毒出し効果が期待できます。レモンに豊富な酵素は、肝臓の機能を高めて毒出し力を高めます。体を温めるしょうがには、脳を含む全身の血管を広げて血流をよくする働きがあります。脳で排出された毒は血管に入って肝臓に送られて解毒されるので、血流をよくしてせっせと毒入りの血液を肝臓に運べば毒出しにつながるというわけです。

レモンだけ、しょうがだけでも効果が期待できますから、食前酒ならぬ解毒水として食前の習慣にするといいですね。

牡蠣(かき)で水銀・鉛を解毒する

すり傷が治りにくい、肌の乾燥がおさまらないと感じたことはありませんか? あるいはチョコレートやあめを食べたのに甘さを感じない、といった味覚障害はありませんか?

それは亜鉛が不足しているせいかもしれません。ファストフードやジャンクフードを食べすぎると亜鉛の吸収が悪くなって味覚が鈍ることがあります。

牡蠣などに多く含まれる**亜鉛は、新しい細胞を作る**のに欠かせない材料です。脳細胞も内臓の細胞も、皮膚の細胞も新しく作られる際には亜鉛が必要です。さらに、亜鉛にはすでに蓄積した**鉛や水銀の毒性を弱める**働きもあります。

世界で20億人以上が亜鉛不足

ところがいま、世界で20億人以上の人が**亜鉛不足**だとされています。日本人も例外ではありません。

亜鉛は栄養成分のミネラルにあたる微量元素です。体内では亜鉛は、銅とライバルのような関係にあります。亜鉛1に対して銅1のバランスが理想なのですが、先進国では銅が勝る傾向が強いのです。亜鉛と銅が真っ向から対決すると亜鉛が負けて、銅は過剰になり亜鉛は不足しやすい傾向があります。

銅にもヘモグロビンを合成して体内に酸素を巡らす、メラニン色素を作って体を紫外線から守るなどの働きがあります。

銅は、脳と体に損傷を与えるフリーラジカルを発生しやすいのですが、**亜鉛と銅のバランスをよくすれば銅による毒を出すことができます。**

白澤式カレー生活で、脳の疲れがとれる

私は週に3〜4回はカレーを食べます。なぜなら、カレーに使われるターメリック(日本名＝ウコン)に含まれているクルクミンというポリフェノールが、脳由来の神経栄養因子を増やすからです。つまり**カレーを食べると脳の栄養不足を解消**できるというわけです。

カレーを食べるべき理由はターメリックの摂取ですから、スパイスをふんだんに使ったスパイシーカレーや、スープカレーがいいでしょう。家庭用のルーを使ったカレーを食べるなら、カレー粉やターメリックの粉末を追加でふりかけて食べるといいでしょう。

このとき、ターメリックと一緒にオメガ3の油をとると、クルクミンが脳の栄養不足を解消する効果を、存分に発揮することができます。オメガ3のひとつであるDH

Aが豊富な**さばやいわしなどの魚をカレー粉で調味**したり、**さば缶でカレーを作る**のもいいですね。盛りつけ後にえごま油、アマニ油などのオイルをかければ手軽にクルクミン+オメガ3の最強コンビの出来上がり。えごま油、アマニ油は熱に弱いので加熱しないのがポイントです。

認知症を改善する効果があるココナッツオイルを使ったココナッツカレーもいいですね。アルツハイマーの患者さんにはいつもおすすめしています。

ターメリックの小びんを持ち歩くべし

ちなみに、飲酒によって疲れた肝臓をケアすることで有名な、あのウコンとターメリックは同じものです。肝臓の働きをサポートする力もあり、解毒作用もあり、脳には欠かせない食材です。**ターメリックの小びんを持ち歩いて、外食時におかずにふりかけて食べる**のもいいですね。

小腹が減ったらナッツと果物

主食を少量の玄米にして糖質を控える食事を続けていると、**脳が糖を欲しがらなくなります**。私の場合はおやつは食べたいと思わなくなりましたし、仕事の合間や夕食のあとに小腹が空いてつまみ喰いをすることもなくなりました。しかしそれは糖質を控える食事を長く続けているからであって、新しい食事に切り替えて間もない間はうまくいかないこともあるでしょう。おやつもしかりですから、これまで通りに食べてかまいません。ただし、食べるものを吟味すべきです。おやつの条件は3つです。

1　糖質が少ない

2　30回以上咀嚼できる

3　加工されていない自然の食べもの

3つの条件を満たすおすすめは、ナッツと果物です。ナッツ類の主成分はほとんど油で、しかもその油は体に必要ないい油。ビタミンBが豊富で、動脈硬化を防ぐこともできます。また、本書ですすめている食事では糖質が少ないので、不足しがちなカロリーを補うにもぴったりです。ナッツを選ぶ際はローストしていない、食塩と油不使用のものを選んでください。**ブラジルナッツには、水銀を解毒する働き**があります。最近日本でも売られるようになったので、**まぐろやかじき、金目鯛をよく食べる人は、1日1～2粒を目安に食べる**といいでしょう。

果物は果糖という糖質を含んでいますが、同時に糖質を吸収しにくくする食物繊維も含んでいます。生の果物ならビタミンCもとれます。ブルーベリーやいちごなどのベリー類は糖質が少ないのでおすすめです。りんごも皮付きのまま食べれば老化を予防するファイトケミカルがとれますので、無農薬のものを皮ごと食べるのがベストです。みかんも皮をむかずに丸ごと食べて、残すのはヘタだけに。無農薬や減農薬のものが見つからないときは、流水でしっかり洗ってください。ただし、糖質が多いマンゴーやパイナップルなどの甘みが強いトロピカルフルーツは避けてください。

また、食物繊維が豊富で抗酸化作用の高いファイトケミカルが多く含まれる、デーツ（ナツメヤシ）、いちじく、プルーン、あんず、ブルーベリー、クコの実などの**ドライフルーツもおすすめ**です。できるだけオーガニックで、砂糖、甘味料、保存料などの添加物が使われていないものを選ぶのがポイントです。**食べる量は1日30グラムまでを目安**にしてください。

ほかに**大豆の水煮や蒸し大豆**、酒のつまみコーナーにある味付けされていない**スルメや貝柱**などもいいですね。

ハイカカオのチョコレートはOK

どうしてもチョコレートが恋しくなったら、**カカオマスの割合が70％以上のハイカカオのチョコレート**を。カカオマスに含まれているカカオポリフェノールには抗酸化作用があり、悪玉コレステロールの酸化を防いで動脈硬化を予防する、脂肪を燃やす、ストレスを和らげるなどの働きがあります。ポリフェノールは赤ワインにも含まれるファイトケミカルですが、カカオポリフェノールは赤ワインのそれよりも吸収されやすいとも言われています。

ハイカカオチョコレートを見つけるには、ラベルの原材料の表示を見ます。原材料名のいちばん初めに「カカオマス」と書かれていればＯＫ。原材料は多い順に記載されていますから一目で見分けがつきます。最近の健康志向に合わせてカカオ含有率を大きく表示しているものも多いですから、好みの味を探すのも楽しいと思います。

また、パウダー状のピュアココアはカカオ１００％です。塩分を排出するカリウムのほか、カルシウムやマグネシウム、銅、亜鉛などのミネラルが含まれるだけでなく、ごぼうやセロリよりも食物繊維が豊富です。ホットココアとして飲むなら、砂糖はミネラルがとれる黒砂糖やきび砂糖にして、牛乳を豆乳にするのもよいでしょう。ただし、いくらミネラル豊富な砂糖といえども糖質であることに変わりはありませんので、量は控えめに。

脳の毒を出す食品リスト

どんなに解毒しても、新たな毒がどんどん入ってきたら、脳は永遠に毒が溜まったままです。とてもシンプルですが、脳の毒を出すには、いまある毒を出して、新たな毒の侵入を最小限に食い止めることが重要です。

溜まった毒を解毒する食材はたくさんあります。季節を問わず日常的に手に入るもの、どこでも買えて値段もお手頃なものも多くあります。農産物、海産物は産地を、調味料は製法をチェックすればより安心です。

ここからはそんな食品のリストを掲載しますので、参考にしてください。

解毒作用のある食品

細胞から毒素を引きはがしてくれる！

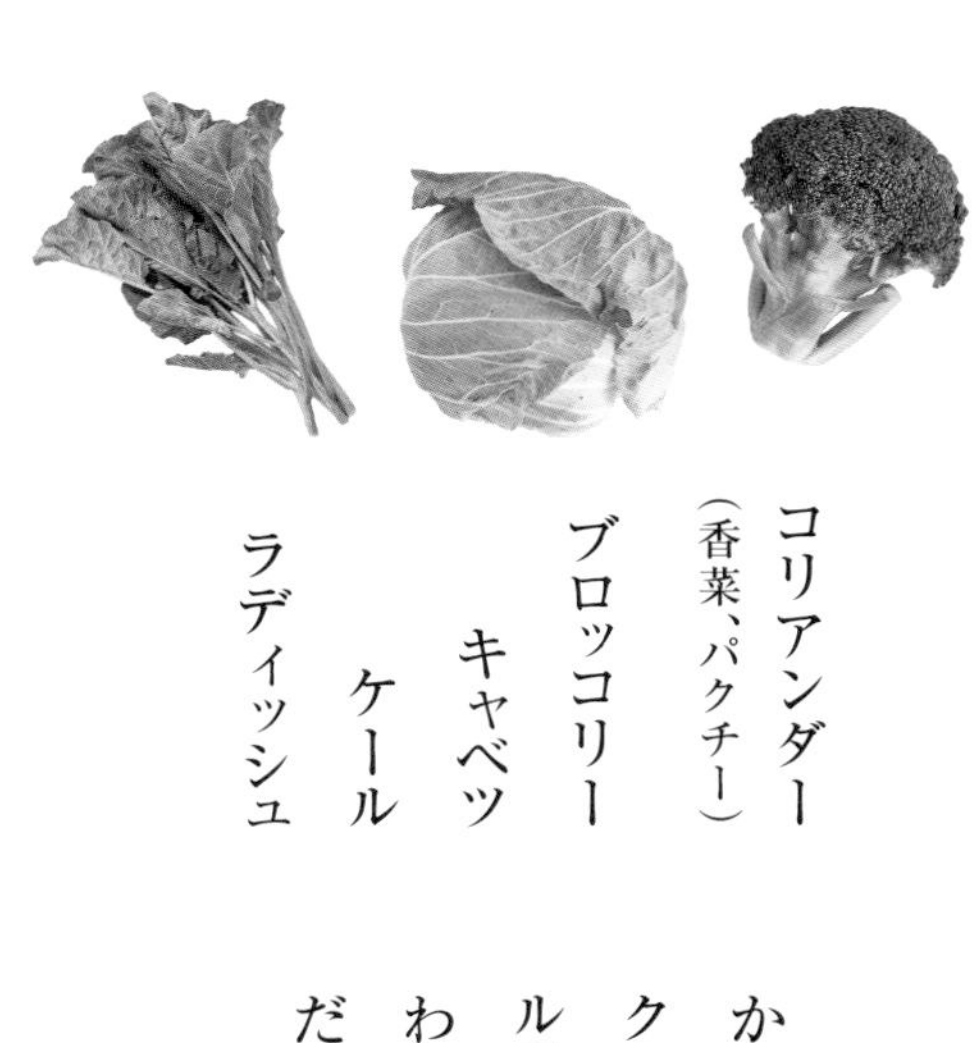

コリアンダー
（香菜、パクチー）
ブロッコリー
キャベツ
ケール
ラディッシュ

かぶ
クレソン
ルッコラ
わさび
だいこん

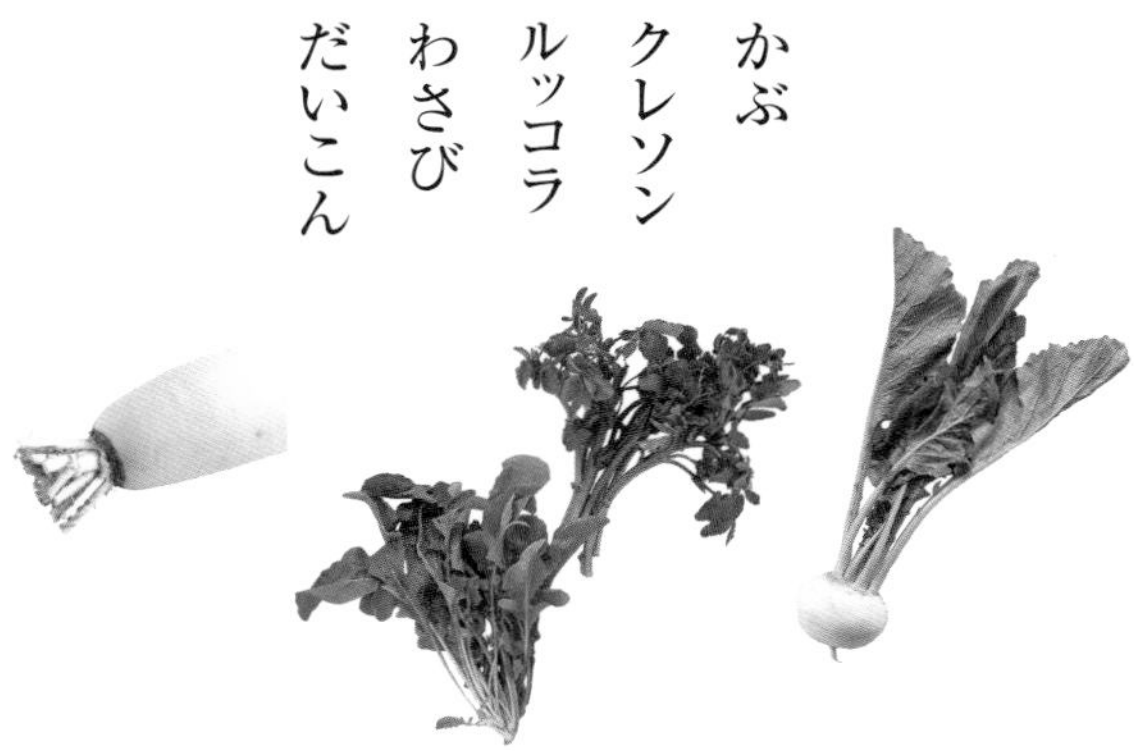

細胞から毒素を引きはがしてくれる！

解毒作用のある食品

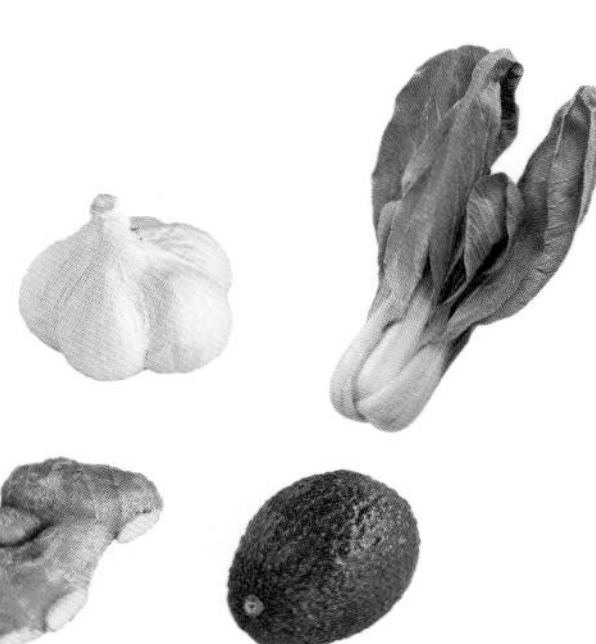

青梗菜
アボカド
ビーツ
にんにく
しょうが
グレープフルーツ
レモン

海藻
玉ねぎ
長ねぎ
ブラジルナッツ
パプリカ
エクストラバージンオリーブオイル
カリフラワー

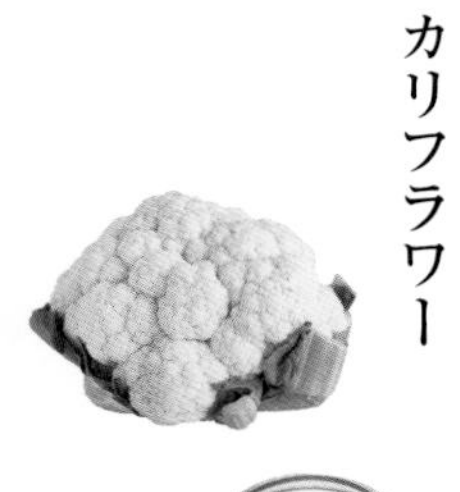

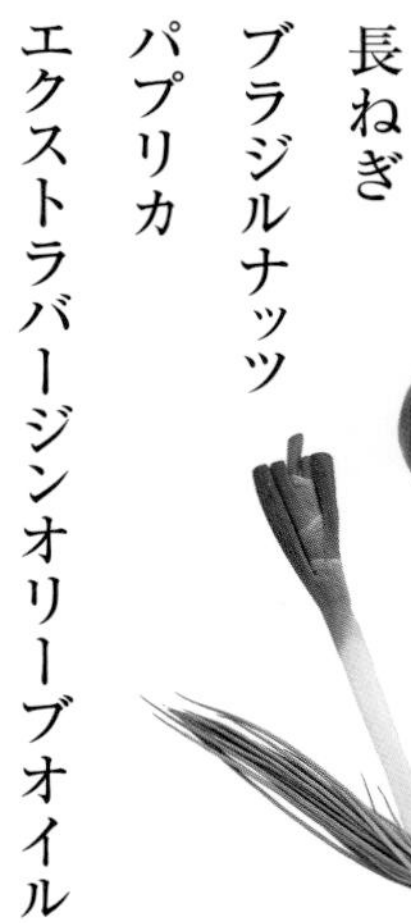

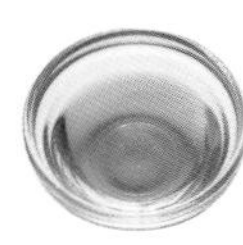

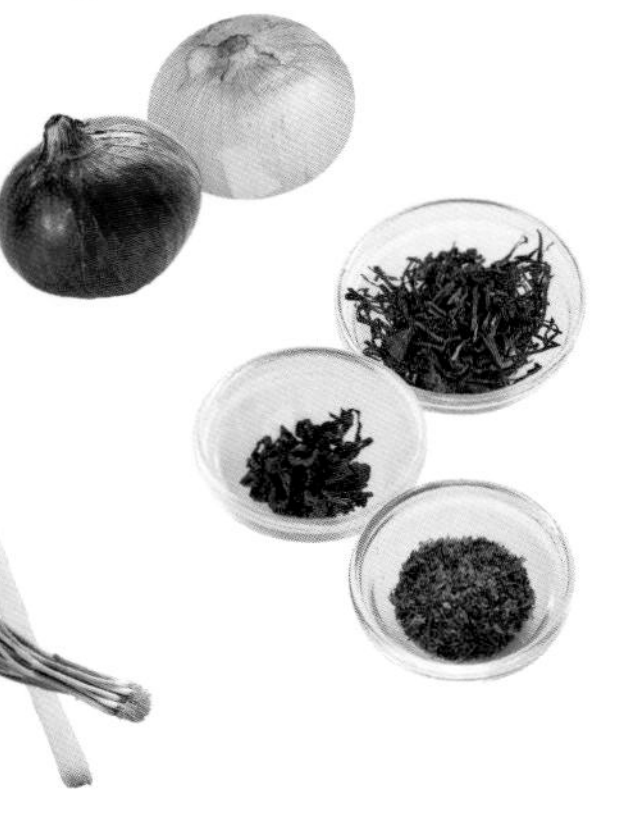

便通をよくして毒が出やすくなる！

【整腸作用のある食品】

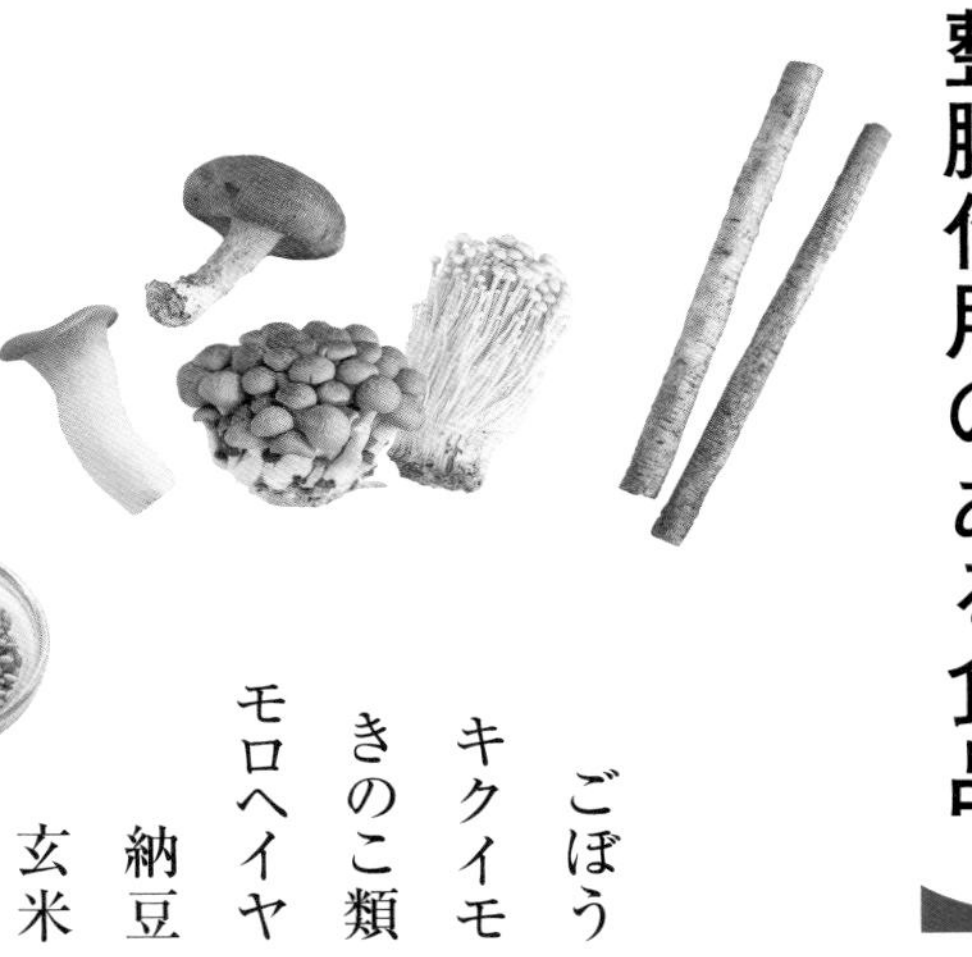

ごぼう
キクイモ
きのこ類
モロヘイヤ
納豆
玄米

こんにゃく
ほうれん草
枝豆
ごま
春菊
キウイ

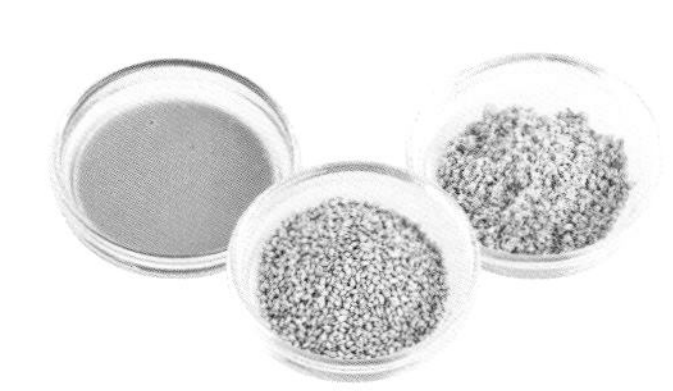

腸内環境を整えて免疫力を高める！

【発酵食品・発酵調味料・お茶】

ぬかづけ
奈良づけ
野沢菜づけ
納豆
キムチ
生ハム・サラミ
（イタリア産、スペイン産）
イカの塩辛
アンチョビ
かつお節
発酵バター

酢
しょうゆ
みそ
ワインビネガー
魚醤
（しょっつる、ナンプラー、ニョクマム）
豆板醤（トウバンジャン）
甘酒
紅茶
ウーロン茶
ルイボスティ

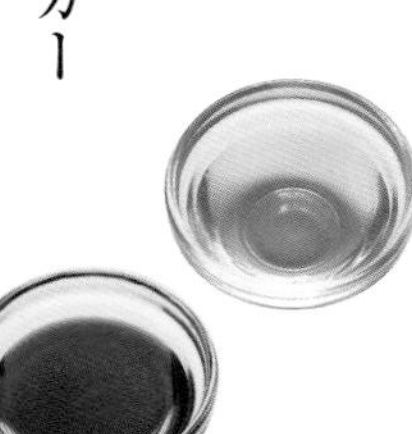
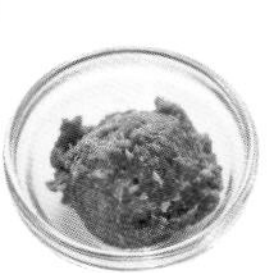
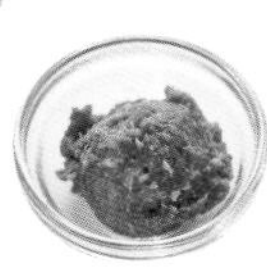

老化を遅らせ、血管を健康に保つ!!
【抗酸化作用のある食品】

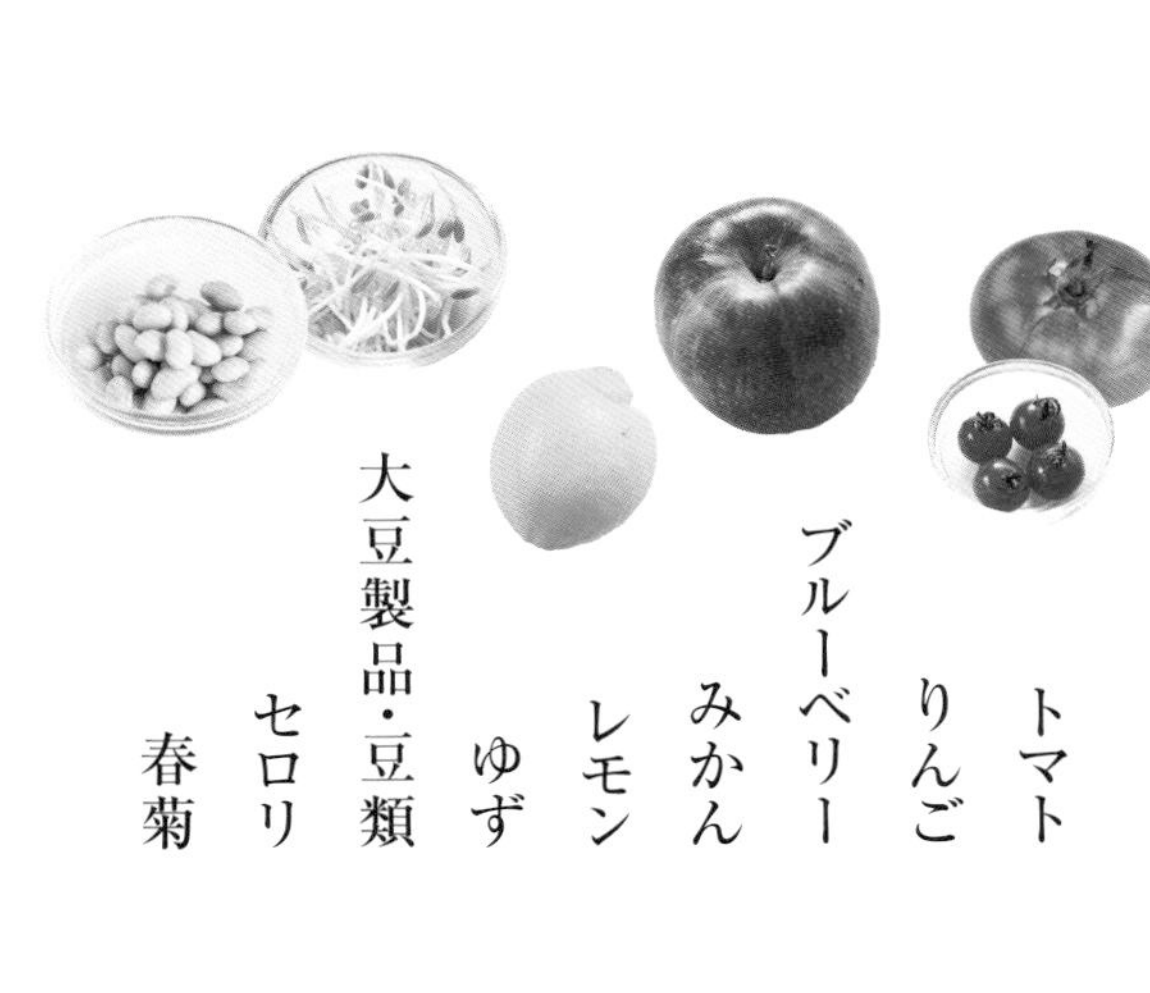

トマト
りんご
ブルーベリー
みかん
レモン
ゆず
大豆製品・豆類
セロリ
春菊

アスパラガス
ピーマン
緑茶
紅茶
ココア
くるみ
アーモンド
カレー粉
（ウコン、ターメリック）
パプリカ

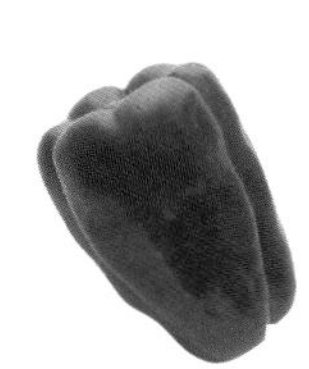

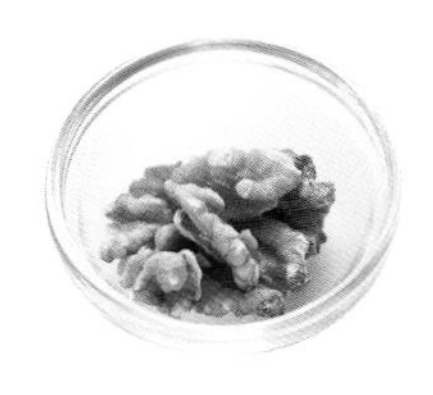

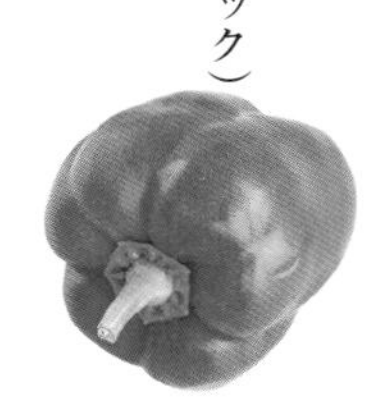

ホモシステインを抑える！

【ビタミンB6を多く含む食品】

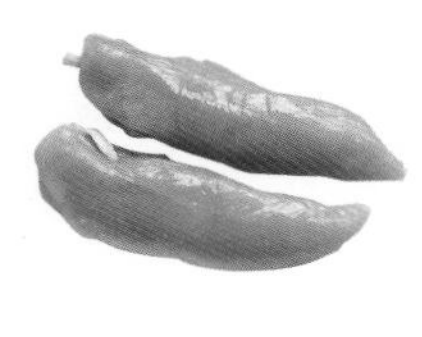
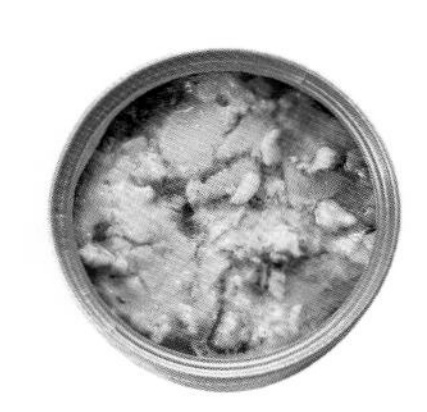

かつお
鮭
さんま
レバー
さば
バナナ
鶏ささ身

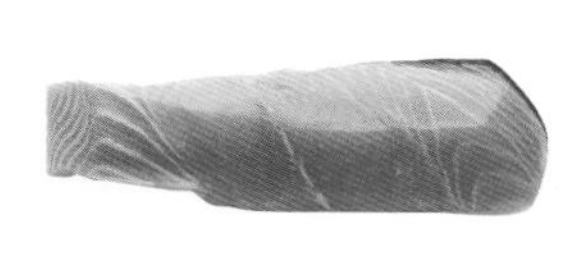
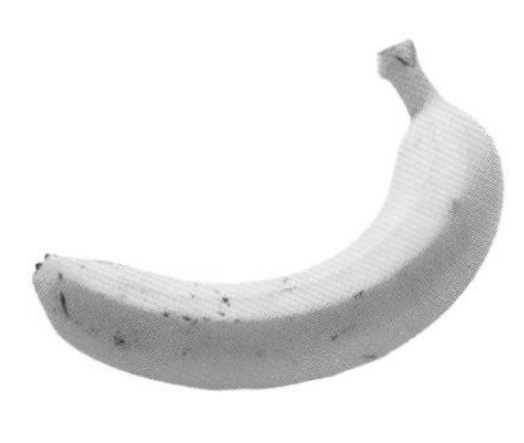

【神経や血液細胞を健康にする！ ビタミンB12を多く含む食品】

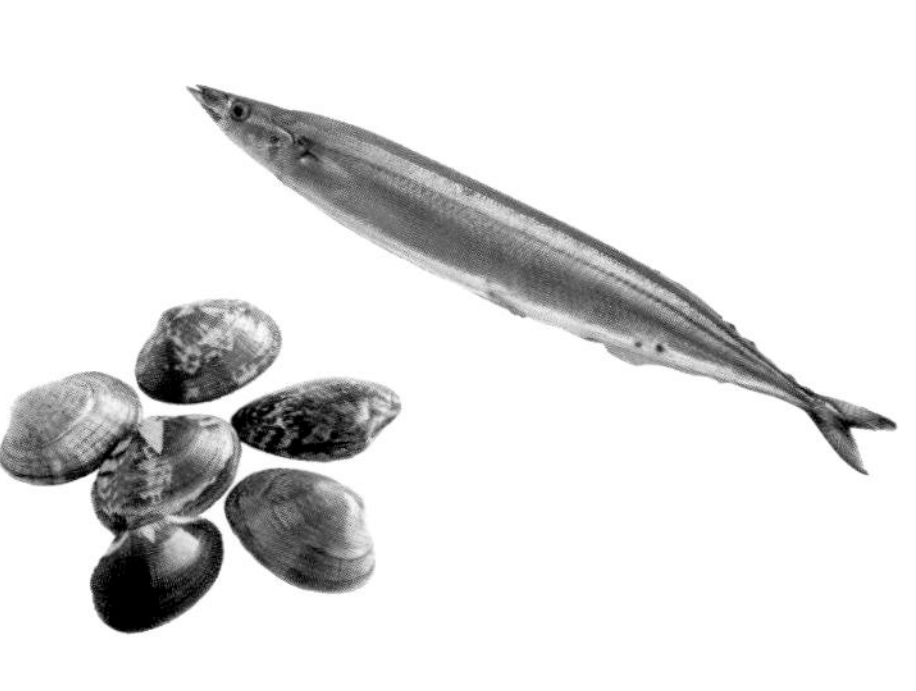

牡蠣（かき）
さんま
あさり
しじみ
にしん

いわし
すじこ
さば
ほたて

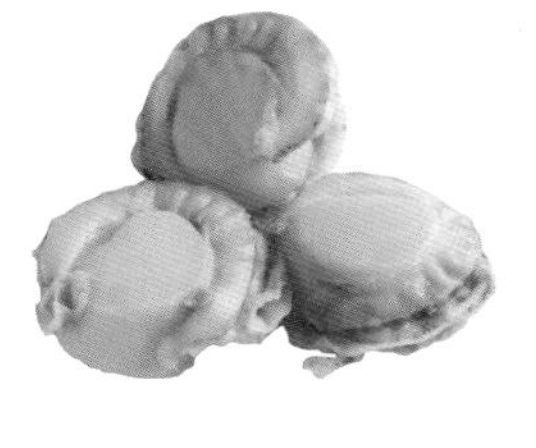

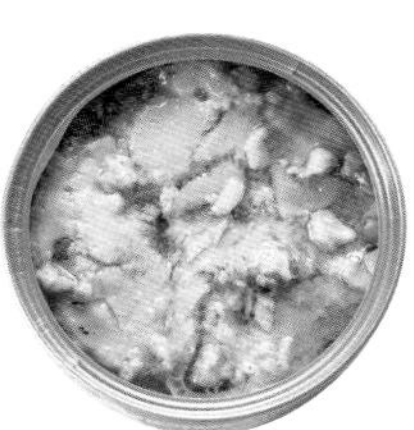

細胞分裂を促す!

【葉酸を多く含む食品】

レバー(鶏、牛、豚)
ほたて
菜の花
枝豆
モロヘイヤ
とうもろこし

春菊
ほうれん草
アスパラガス
いちご
アボカド

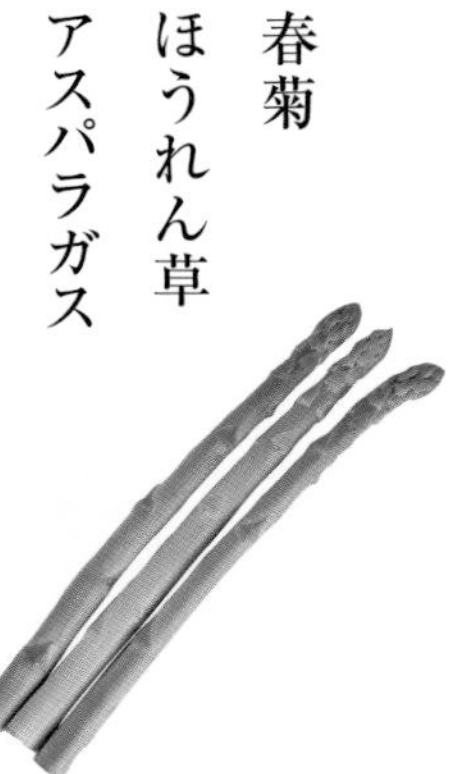

鉛や水銀の毒性を弱める働きがある

亜鉛を多く含む食品

牡蠣(かき)

赤身肉（牛、ラム、豚）

レバー（豚、牛、鶏）

するめ

そら豆

ほたて

カシューナッツ

そば

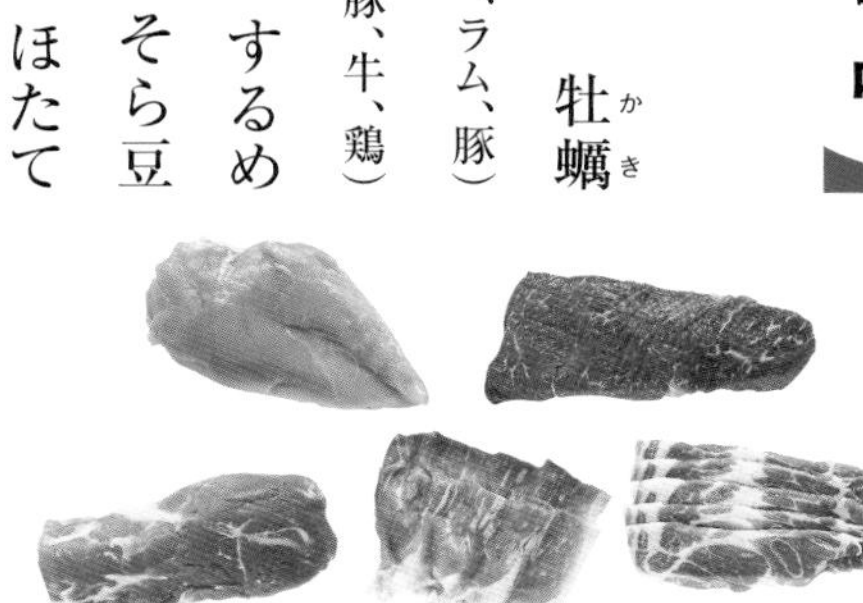

7日間実践レシピをはじめる前に自分の認知機能レベルを確認しよう

脳に溜まった毒が脳の認知機能を低下させることがわかったいま、「脳の毒を出す食事」をできる限り取り入れることをおすすめします。

ここではまず、現在のあなたの認知機能をチェックしてみましょう。○印が多いほど、脳の認知機能は低下しています。

「脳の毒を出す食事」に取り組んで、1週間後に再び同じ項目のチェックをしてみてください。たとえ1週間でも徹底的に取り組めば、脳と体が変わることを実感できるはずです。

当てはまるものに○印をつけてください。
毒を出す食べ方を徹底的に1週間続けたらもう一度チェック！
○の数がひとつでも減っていれば効果があった証です。

	いま	1週間後
人の名前を思い出せないことがよくある	□	□
食事のあとでぼーっとしたり、眠くなることが多い	□	□
1日に3回以上、間食やつまみ食いをする	□	□
顔や体がむくみやすい	□	□
原因不明の不調がある	□	□
便秘、あるいは下痢をしがちだ	□	□
肌荒れや皮膚の乾燥が気になる	□	□
寝つけない、深夜に起きるなど睡眠障害がある	□	□
つまずきやすい、手に取ったものを落としやすい	□	□
文字を読み間違える、ちょっとした計算を間違える	□	□

さあ、はじめましょう!

脳の毒を出す食事7つのルール

1

1日1回「毒出し小皿」を食べる

毒を出す作用のある材料と調味料だけで作ります。詳しくは112ページ参照。

2

主食を「かさ増し玄米」に変える

糖質を減らすと脳の栄養が「ケトン体」に変わるので、少量で満足の玄米を。詳しくは116ページ参照。

3

油脂と調味料を厳選する

油脂とは動物性の脂肪と、植物性の油のこと。調味料は添加物が入っていないものを使います。

魚は小型〜中型の天然ものを選ぶ

魚は大きくなるほどに毒の蓄積量が増えます。毒が少ない小さな魚を選ぶのがベターです。

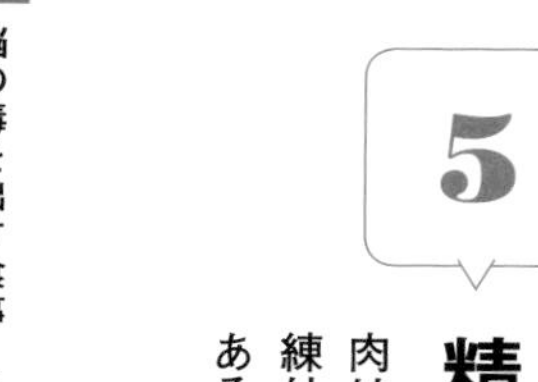

肉・加工品は産地と原料を精査する

肉は国産が基本。ハムやソーセージ、練りものなどは原材料を見て不信感のあるものは食べません。

色の濃い野菜をたっぷり食べる

野菜やくだものの色素には、天然の抗酸化物質が豊富。皮の色が濃いものは皮ごと食べます。

よく噛んで食べる

よく噛んで食べると脳の血流がアップするので、栄養が行き渡って毒を回収しやすくなります。

「毒出し小皿」作り置き

1日1回
毎日食べる

毒出し食材を組み合わせた最強の作り置き。1日1回以上食べます。小腹が空いたときのおやつにも。1食の目安は全体量の1/4程度です。

わかめとパプリカのマリネ

材料（作りやすい量・4食分）

乾燥わかめ … 大さじ3
パプリカ … 1個（150g）

A
塩 … 小さじ1/2
しょうゆ … 小さじ2
エクストラバージン
オリーブオイル … 大さじ3
パセリ（みじん切り）… 少々

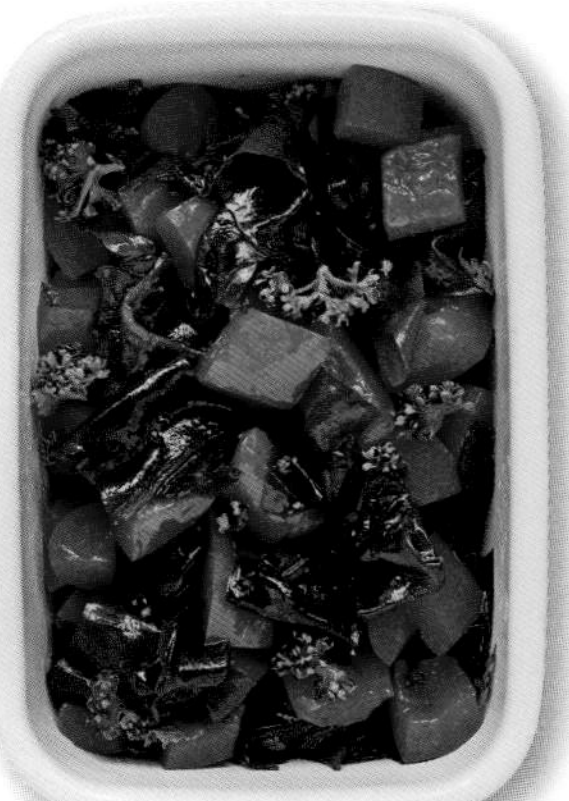

冷蔵庫で
5〜6日
保存OK

作り方

1 わかめは4カップの水に5分つけて戻す。パプリカは1〜2cm角に切る。
2 鍋に5カップ程度の熱湯を沸かし、1を入れて1分ゆで、ざるにあげる。
3 保存容器にAを入れて混ぜ合わせ、粗熱がとれた2を加えて味をなじませる。

1食分

エネルギー	98kcal
糖質	2.3g
塩分	1.3g

カリフラワーと大豆のピクルス

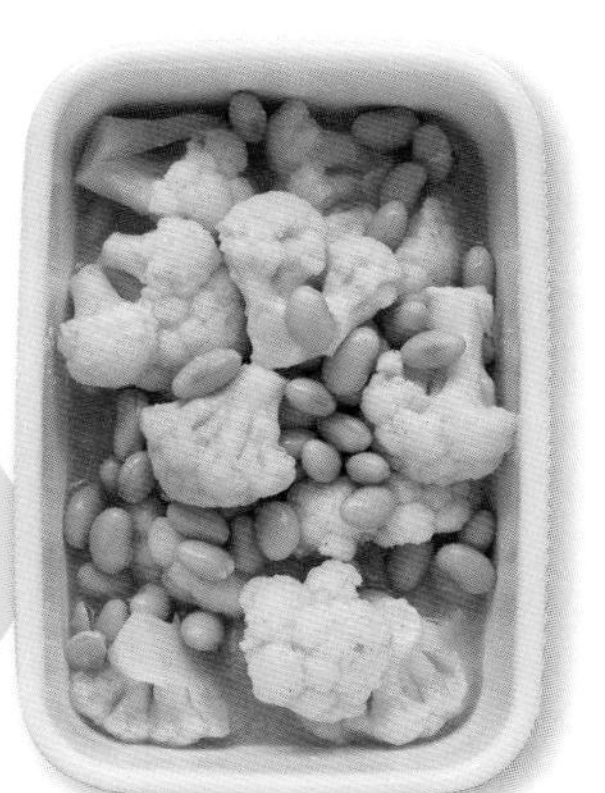

冷蔵庫で
5〜6日
保存OK

材料（作りやすい量・4食分）
カリフラワー … 200g
ゆで大豆 … 100g
A
塩 … 小さじ1
甘酒 … 大さじ6
酢 … 大さじ4
カレー粉 … 小さじ1/2

作り方
1 カリフラワーは小房に分け、縦半分に切る。Aをよく混ぜる。
2 鍋に5カップ程度の水を沸かし、カリフラワーを入れて1分ゆでたら、大豆を加えてすぐにざるにあげる。熱いうちにAに加えてよく混ぜる。
3 冷蔵庫で3時間以上おき、味をなじませる。

1食分

エネルギー	70kcal
糖質	4.0g
塩分	0.8g

甘酒の水キムチ

材料（作りやすい量・4食分）
キャベツ … 250g
パプリカ … 1/4個（30g）
塩 … 小さじ2
水 … 1/2カップ
A
甘酒 … 1/2カップ
塩 … 小さじ1/4
にんにく（すりおろす） … 1/2かけ
しょうが（すりおろす） … 1かけ
豆板醤 … 小さじ1/2
酢 … 小さじ1

作り方
1 キャベツは3cm角に切り、パプリカはせん切りにする。食品用のポリ袋などに入れ、塩と水を加えて全体になじませて10分置く。
2 Aを保存容器に入れて混ぜ、1の水気を絞って加えて混ぜる。冷蔵庫で3時間以上おき、味をなじませる。

1食分

エネルギー	29kcal
糖質	5.2g
塩分	1.8g

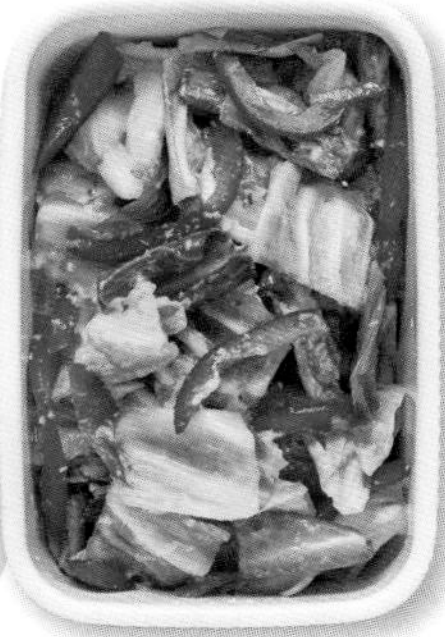

冷蔵庫で
4〜5日
保存OK

ブロッコリーとちりめんじゃこのガーリック和え

材料（作りやすい量・4食分）

ブロッコリー … 200g
ちりめんじゃこ … 20g
にんにく（みじん切り） … 2かけ
エクストラバージン オリーブオイル … 大さじ3
塩 … 小さじ1/2

1食分

エネルギー	116kcal
糖質	1.5g
塩分	1.1g

作り方

1 ブロッコリーは小房に分け、大きければ半分に切る。
2 鍋に5カップの熱湯を沸かし、ブロッコリーを1分ゆでてざるにあげ、水けをきる。
3 小さめのフライパンにオリーブオイルとにんにくを入れて中火にかけ、にんにくが色づいてきたら、ちりめんじゃこ、塩を加える。ちりめんじゃこに色がついてきたら、2を加えて混ぜる。

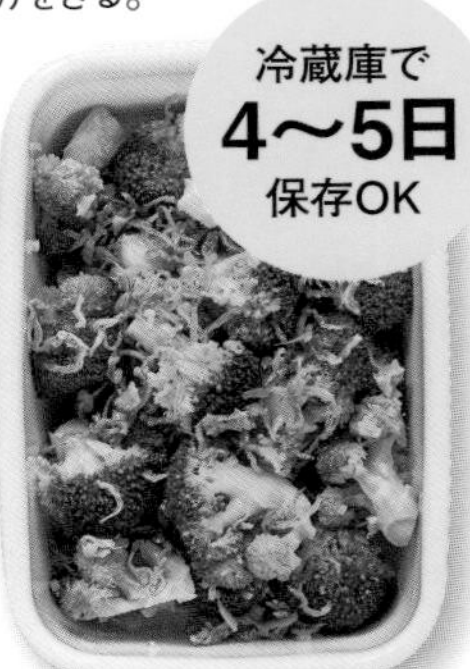

冷蔵庫で 4〜5日 保存OK

さば缶とごぼうのみそそぼろ

材料（作りやすい量・4食分）

さば水煮缶 … 2缶（汁を切って300g）
ごま油 … 大さじ1
ごぼう … 1/2本（50g）
みそ … 大さじ2
甘酒 … 大さじ4

冷蔵庫で 4〜5日 保存OK

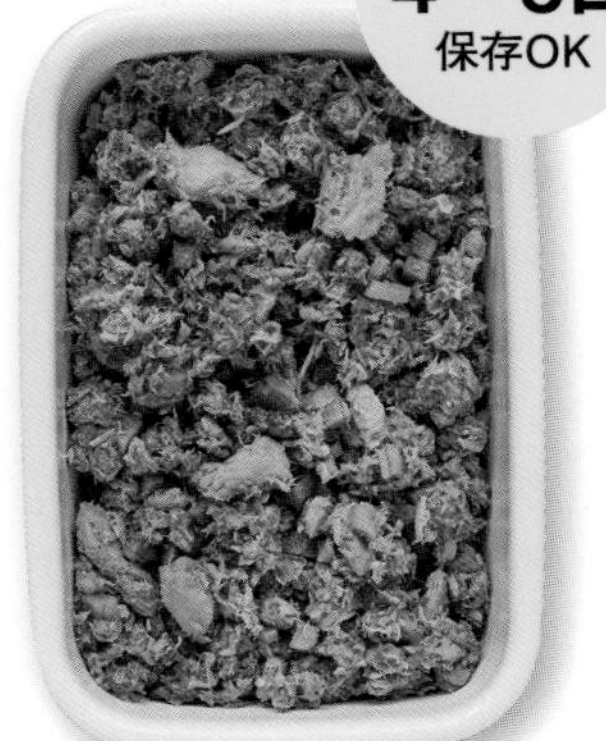

作り方

1 ごぼうは皮をこそげ、5mm角に切る。さば水煮缶は缶汁を切って身をほぐす。
2 小鍋にごま油を熱し、ごぼうを中火で2分炒める。さば水煮缶、みそ、甘酒を加えてよく混ぜる。
3 箸4本で混ぜながら1分ほど炒めて火からはずして40〜50秒ほど混ぜる、また火にかける、これを3〜4回ほどくり返す。水分が飛んで鍋肌にくっつかなくなるまで炒る。きゅうりや豆腐などとともに食べる。

1食分

エネルギー	208kcal
糖質	5.8g
塩分	1.8g

きのこのしょうゆ煮

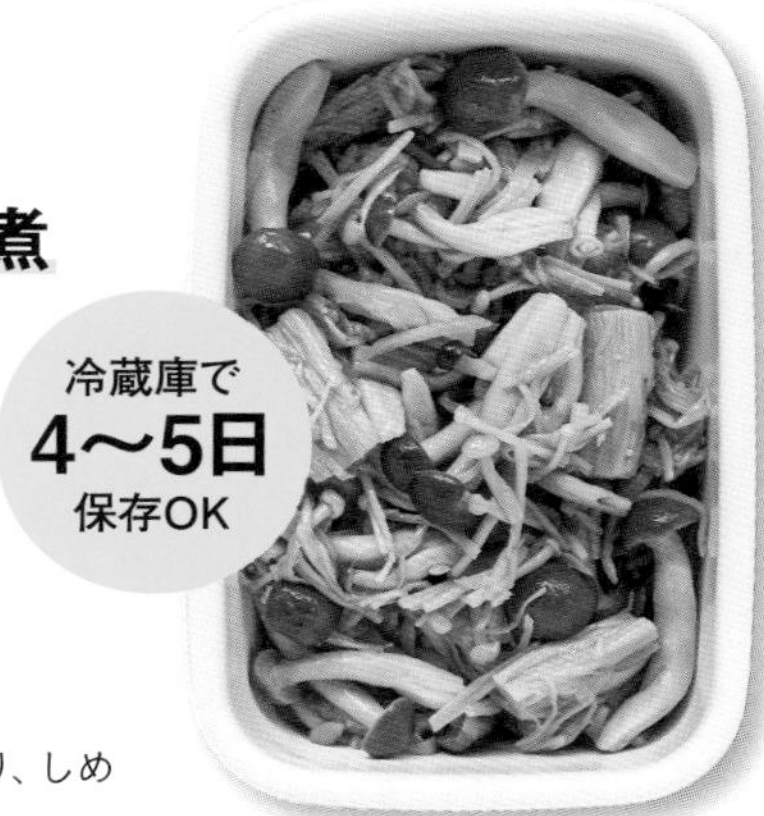

冷蔵庫で
4〜5日
保存OK

材料（作りやすい量・4食分）
えのきだけ … 200g
しめじ … 100g
水 … 大さじ1
しょうが（せん切り）… 1かけ
しょうゆ … 大さじ1と1/2

作り方
1 えのきだけは4cm長さに切り、しめじは小房に分ける。
2 鍋に1と水を入れ、ふたをして中火にかける。3〜4分してふつふつと沸いたらふたをとり、しょうが、しょうゆを加え、水分が少なくなるまで5〜6分混ぜながら煮る。

1食分

エネルギー	21kcal
糖質	2.8g
塩分	1.0g

切り昆布と玉ねぎのしょうゆ漬け

1食分

エネルギー	25kcal
糖質	3.5g
塩分	1.4g

材料（作りやすい量・4食分）
切り昆布（乾燥）
… 20g（戻して125〜130g）
玉ねぎ … 1/4個（50g）
A
しょうゆ … 大さじ2
酢 … 大さじ1と1/2
甘酒 … 大さじ2
赤唐辛子（小口切り）… 1本

作り方
1 切り昆布はさっと洗い、水に30分つけて戻す。食べやすい長さに切る。玉ねぎは薄切りにする。
2 ボウルにAを入れてよく混ぜ、1を加えて混ぜる。冷蔵庫で1時間以上おき、味をなじませる。

冷蔵庫で
4〜5日
保存OK

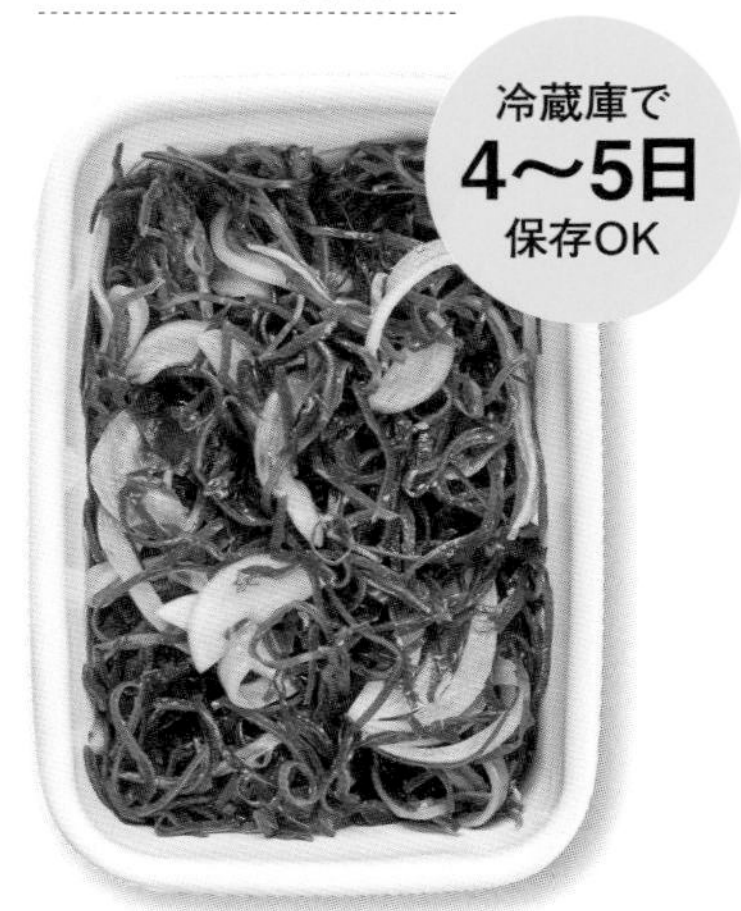

1日1回50g食べる

「かさ増し玄米」作り置き

主食は、炊いた玄米50グラムを1日に1回。まとめて炊いて、50グラムずつラップに包んで冷凍すると便利です。食べるときはトッピングでかさ増しするのもおすすめ。

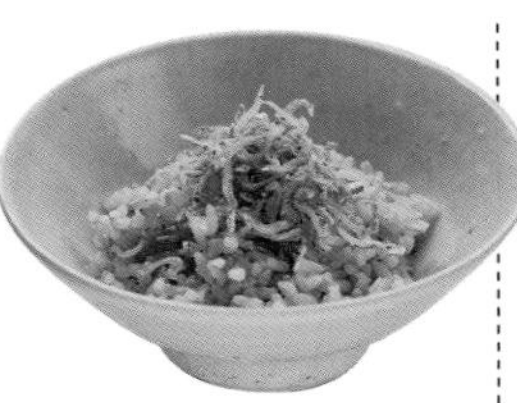

ちりめんじゃこ玄米

しらす干しよりも硬いちりめんじゃこは噛む回数を増やして満腹感を誘う。

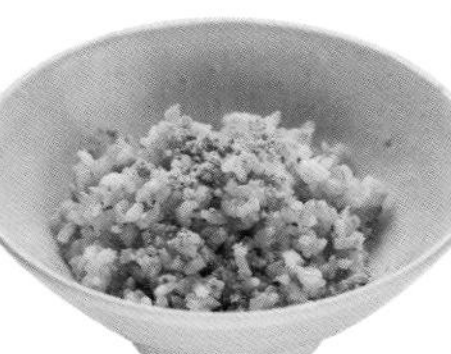

ごまのせ玄米

ごまに含まれるセサミンは肝臓の負担を軽くする作用がある。

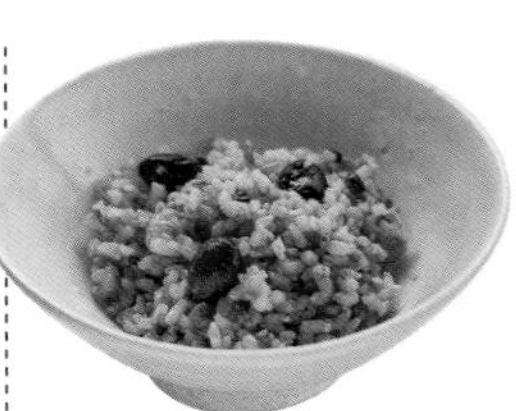

雑穀玄米

食物繊維のおかげで噛む回数が増え、腸内環境も整う。微量ミネラルも豊富。玄米に混ぜて炊く。

レシピページの見方

材料の分量は2人分が基本です。多めに作ったほうが作りやすいものや、材料のムダが出ないなどの理由で、作りやすい分量としているものもあります。

料理名と、その料理の効果などを記しています

1人分のエネルギー、糖質、塩分を示しています。食事制限のある方や、肥満など気になる点がある方は参考にしてください。

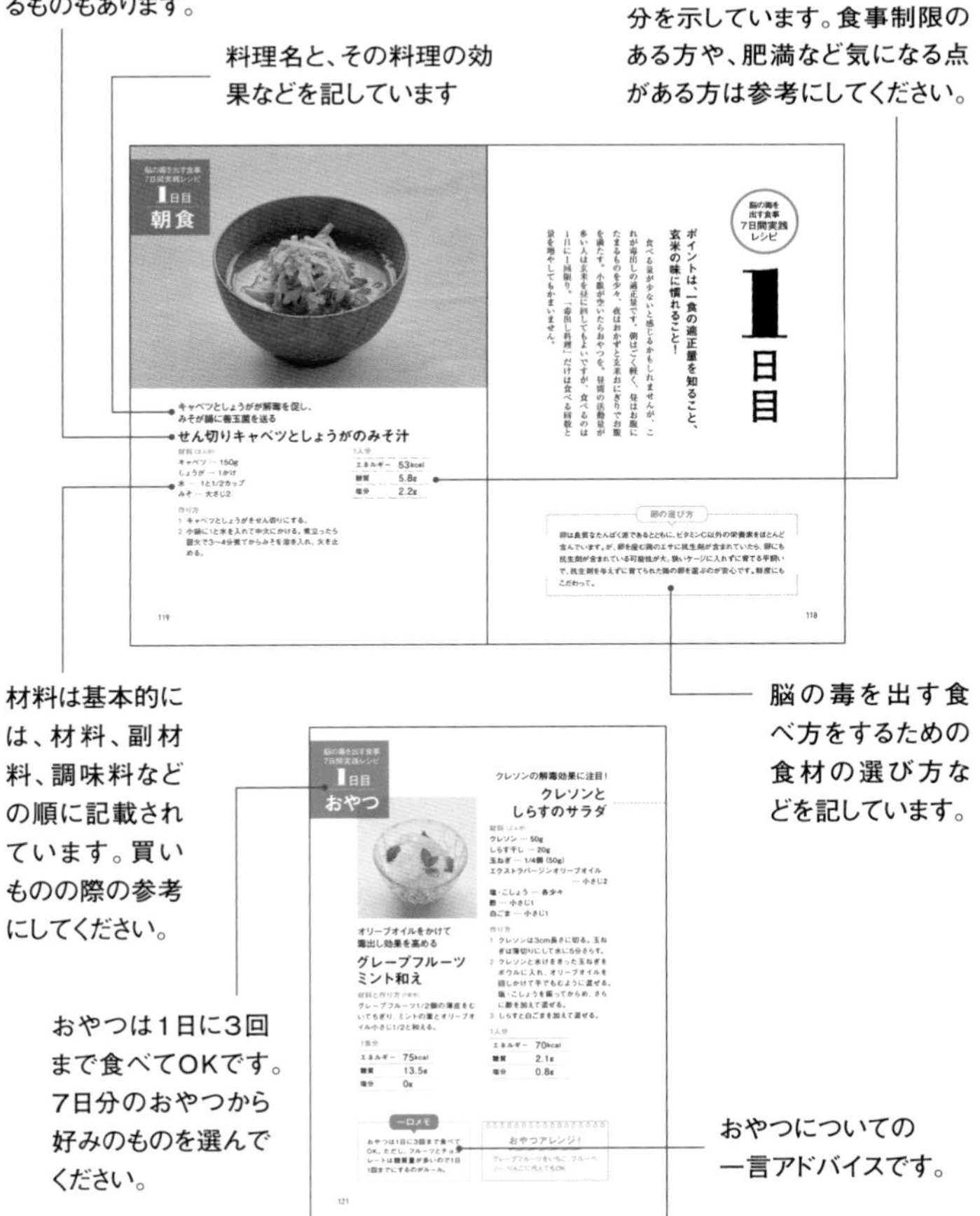

材料は基本的には、材料、副材料、調味料などの順に記載されています。買いものの際の参考にしてください。

脳の毒を出す食べ方をするための食材の選び方などを記しています。

おやつは1日に3回まで食べてOKです。7日分のおやつから好みのものを選んでください。

おやつについての一言アドバイスです。

●1カップ＝200ml、大さじ1＝15ml、小さじ1＝5mlです。●特に記載のない場合、野菜を洗う、皮をむくなどの基本的な下ごしらえについては省略しています。
●オリーブオイルはすべてエクストラバージンオリーブオイルを使っています。

脳の毒を
出す食事
7日間実践
レシピ

1日目

ポイントは、一食の適正量を知ること、玄米の味に慣れること！

食べる量が少ないと感じるかもしれませんが、これが毒出しの適正量です。朝はごく軽く、昼はお腹にたまるものを少々、夜はおかずと玄米おにぎりでお腹を満たす。小腹が空いたらおやつを。昼間の活動量が多い人は玄米を昼に回してもよいですが、食べるのは1日に1回限り。「毒出し料理」だけは食べる回数と量を増やしてもかまいません。

卵の選び方

卵は良質なたんぱく源であるとともに、ビタミンC以外の栄養素をほとんど含んでいます。が、卵を産む鶏のエサに抗生剤が含まれていたら、卵にも抗生剤が含まれている可能性が大。狭いケージに入れずに育てる平飼いで、抗生剤を与えずに育てられた鶏の卵を選ぶのが安心です。鮮度にもこだわって。

脳の毒を出す食事
7日間実践レシピ
1日目

朝食

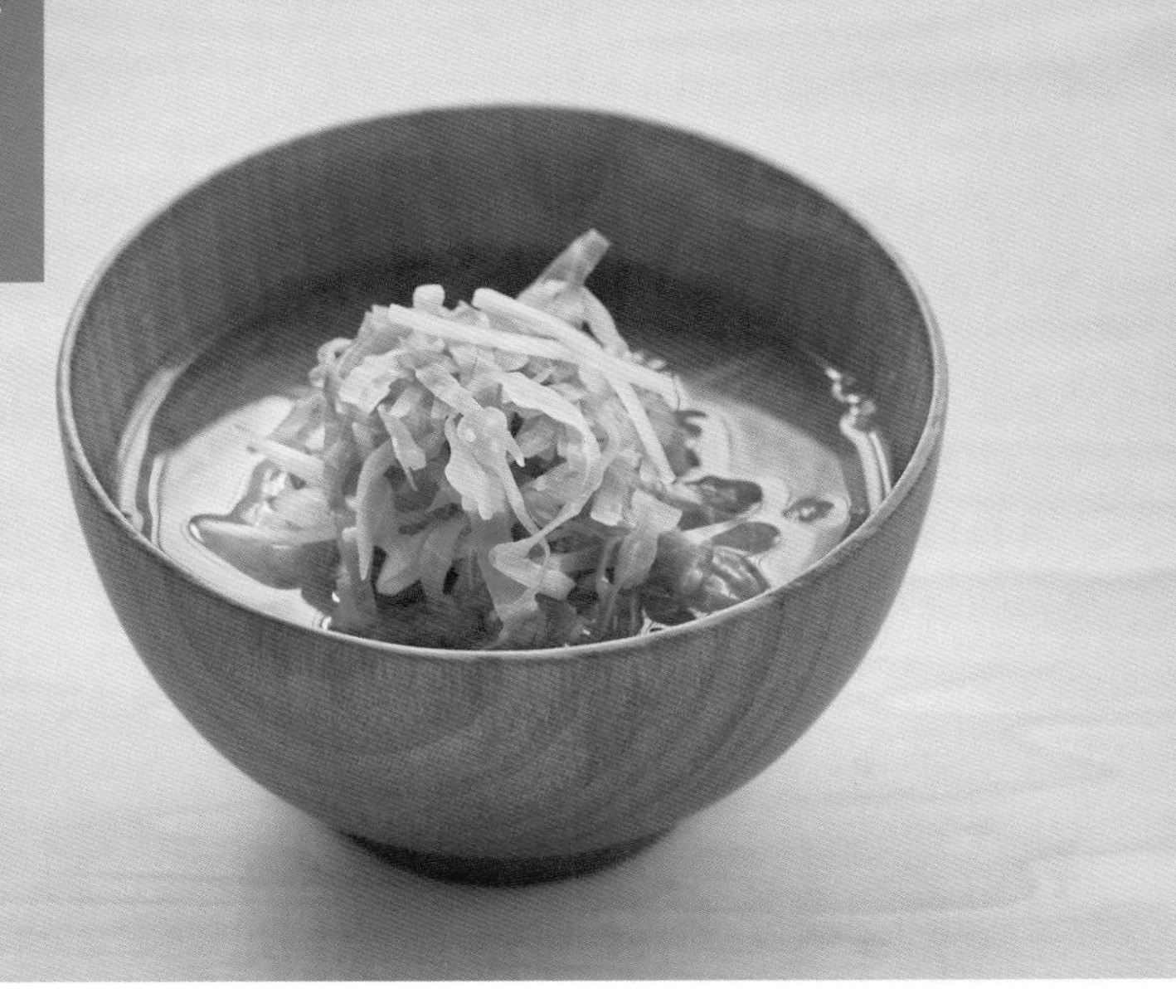

キャベツとしょうがが解毒を促し、
みそが腸に善玉菌を送る

せん切りキャベツとしょうがのみそ汁

材料（2人分）

キャベツ … 150g
しょうが … 1かけ
水 … 1と1/2カップ
みそ … 大さじ2

1人分	
エネルギー	53kcal
糖質	5.8g
塩分	2.2g

作り方

1 キャベツとしょうがをせん切りにする。
2 小鍋に1と水を入れて中火にかける。煮立ったら弱火で3〜4分煮てからみそを溶き入れ、火を止める。

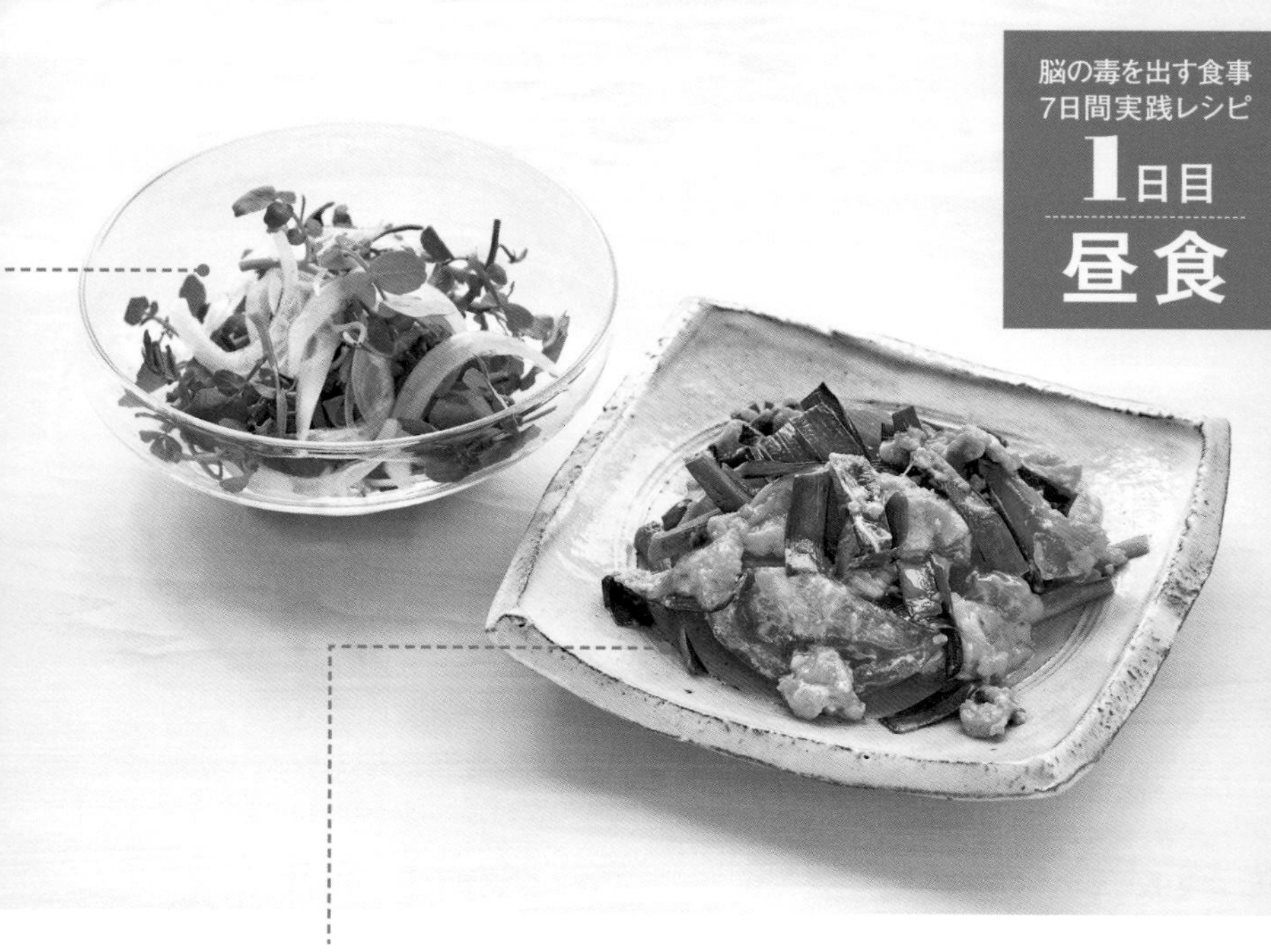

にらとトマトの抗酸化作用で
細胞を元気にする

にらと
トマトの卵炒め

材料（2人分）
にら … 70g
トマト … 1個（200g）
卵 … 3個
ごま油 … 大さじ1
しょうゆ … 大さじ1

作り方
1 にらは4cm長さに切り、トマトはへたをとって8等分のくし形切りにする。
2 卵は割りほぐしてしょうゆを加え混ぜる。
3 小さめのフライパンにごま油を熱し、中火でにら、トマトを入れて2分焼き、上下を返す。
4 強火にして卵を回し入れ、卵が固まってきたら火からおろし、大きく混ぜる。

1人分

エネルギー	202kcal
糖質	5.1g
塩分	1.6g

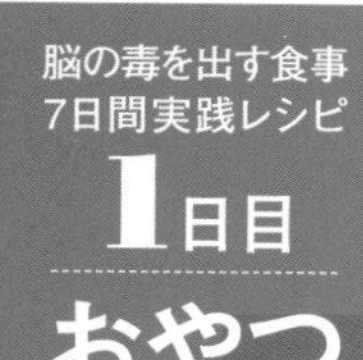

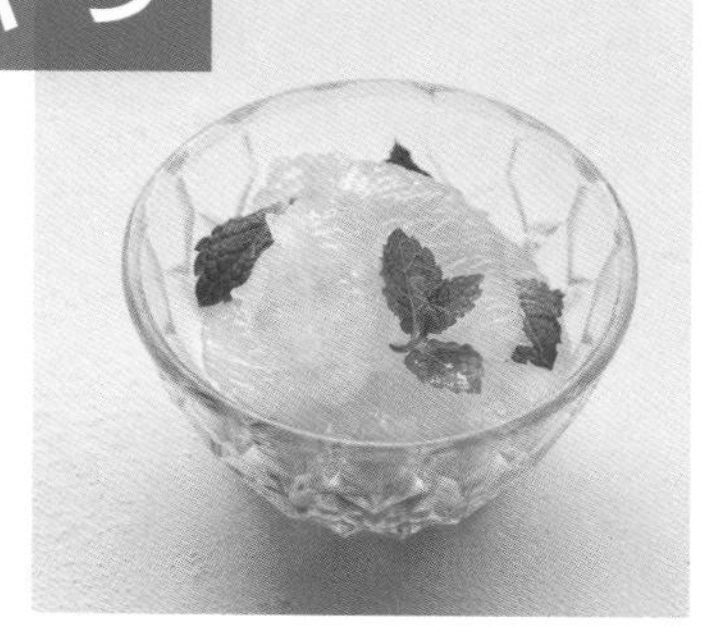

オリーブオイルをかけて
毒出し効果を高める

グレープフルーツ ミント和え

材料と作り方（1食分）

グレープフルーツ1/2個の薄皮をむいてちぎり、ミントの葉とオリーブオイル小さじ1/2と和える。

1食分

エネルギー	75kcal
糖質	13.5g
塩分	0g

クレソンの解毒効果に注目！

クレソンと しらすのサラダ

材料（2人分）

クレソン … 50g
しらす干し … 20g
玉ねぎ … 1/4個（50g）
エクストラバージンオリーブオイル … 小さじ2
塩・こしょう … 各少々
酢 … 小さじ1
白ごま … 小さじ1

作り方

1 クレソンは3cm長さに切る。玉ねぎは薄切りにして水に5分さらす。
2 クレソンと水けをきった玉ねぎをボウルに入れ、オリーブオイルを回しかけて手でもむように混ぜる。塩・こしょうを振ってからめ、さらに酢を加えて混ぜる。
3 しらすと白ごまを加えて混ぜる。

1人分

エネルギー	70kcal
糖質	2.1g
塩分	0.8g

一口メモ

おやつは1日に3回まで食べてOK。ただし、フルーツとチョコレートは糖質量が多いので1日1回までにするのがルール。

おやつアレンジ！

グレープフルーツをいちご、ブルーベリー、りんごに代えてもOK

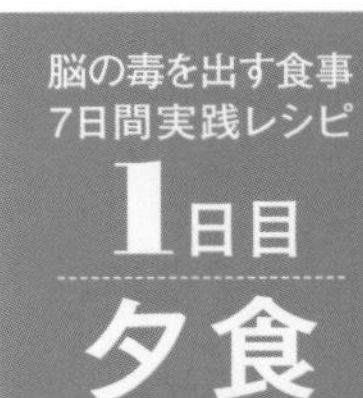

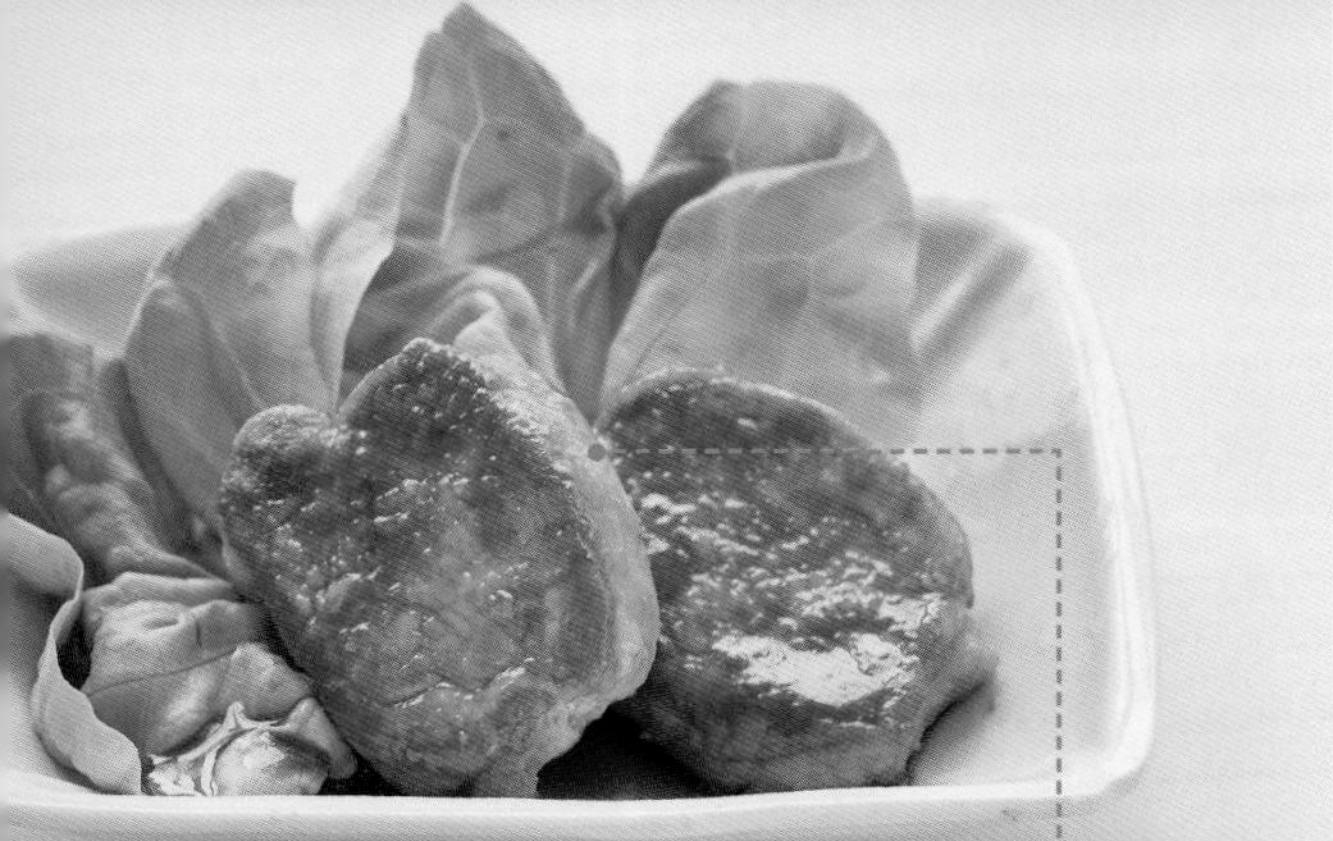

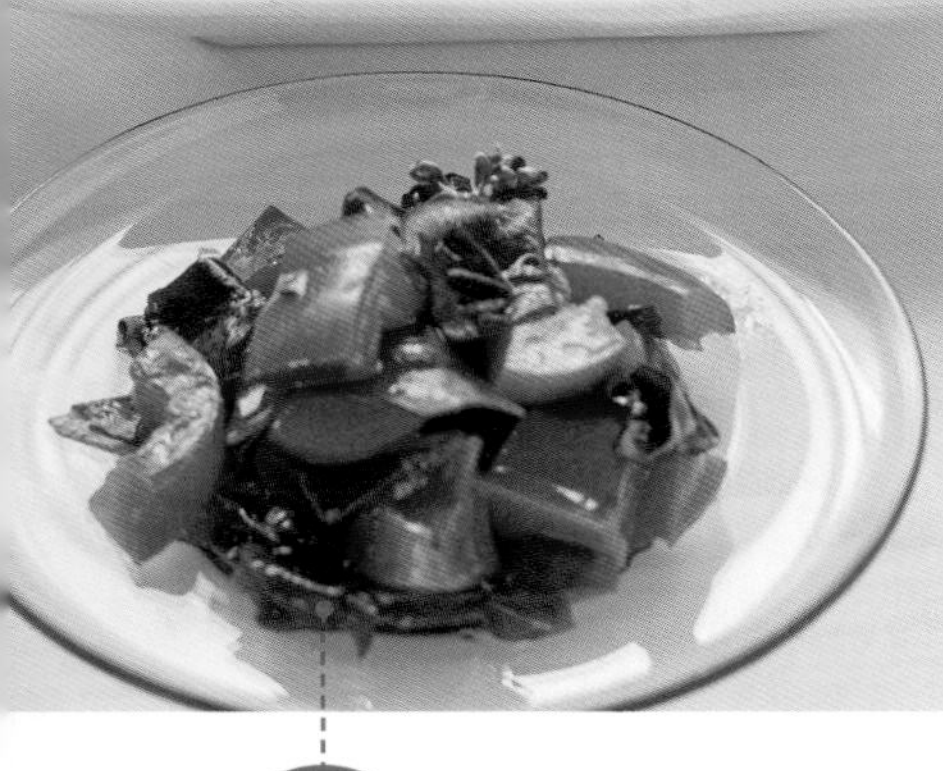

甘酒を砂糖の代わりに使って
腸内環境をよくする

豚ヒレの照り焼き

材料（2人分）

豚ヒレ肉 … 250g
小麦粉 … 小さじ2
ごま油 … 大さじ1
A しょうゆ … 大さじ1
　甘酒 … 大さじ2
サラダ菜 … 適宜

作り方

1 豚ヒレ肉は1.5cm厚さに切り、小麦粉をまぶす。
2 フライパンにごま油を引いて中火で熱し、1を2分焼き、返して1分焼く。
3 フライパンの油をふき取り、強火にしてAを回し入れる。たれを肉にからめながら1分程度煮詰める。サラダ菜とともに器に盛る。

1人分

エネルギー	250kcal
糖質	6.2g
塩分	1.5g

毒出し小皿

解毒食品のわかめと
カロテン豊富なパプリカが
絶妙

わかめとパプリカのマリネ

作り方は112ページ

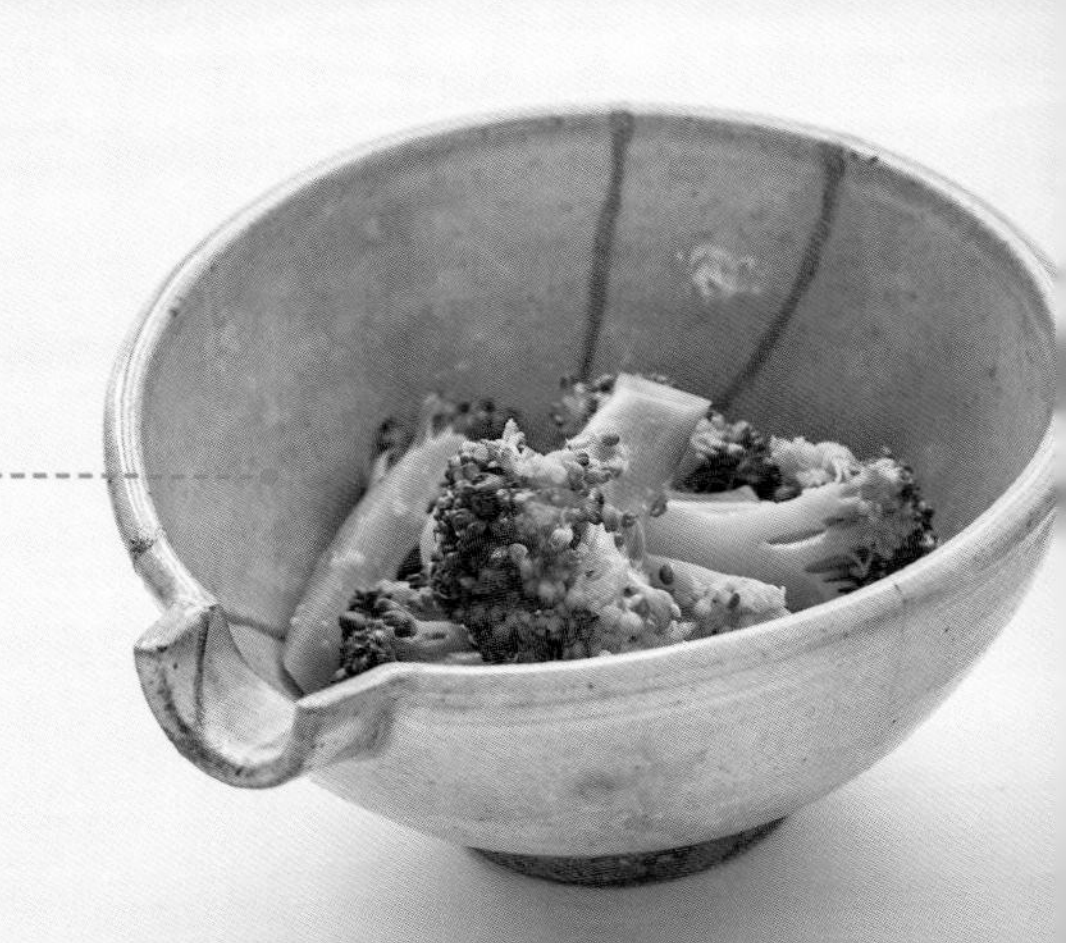

解毒食材のブロッコリーに
みそと甘酒もプラス

ブロッコリーのマスタード和え

材料（2人分）

ブロッコリー … 100g

A
- 粒マスタード … 小さじ1
- みそ … 小さじ1
- 甘酒 … 小さじ2

作り方

ブロッコリーは小房に分け、熱湯で2分ゆでてざるにあげ、粗熱をとる。よく混ぜたAと和える。

1人分

エネルギー	32kcal
糖質	2.2g
塩分	0.5g

食物繊維が豊富な玄米が
主食の定番

玄米おにぎり

材料（2人分）

玄米ごはん … 100g

作り方

玄米ごはんを2等分しておにぎりにする。

1人分

エネルギー	83kcal
糖質	17.1g
塩分	0g

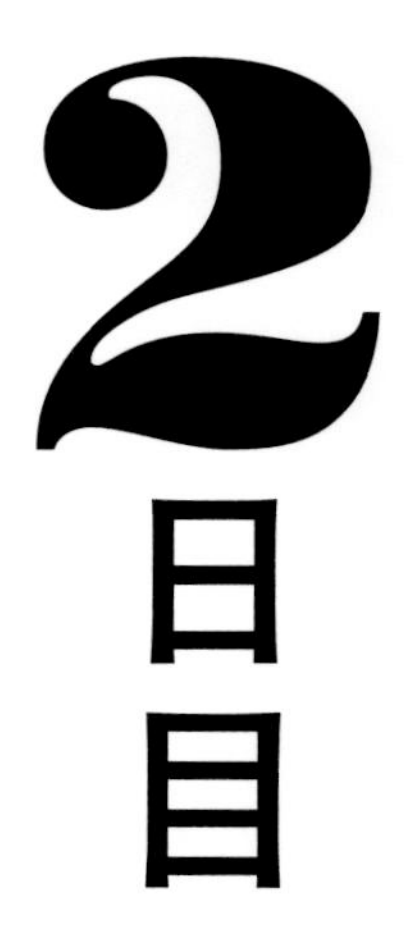

コクのある料理で満腹感をサポート!

朝のきのこスープはバターでコクを出し、昼のサラダは脂肪分が多いアボカドをつぶして濃厚なドレッシングに。夜は豆乳スープでお腹を満たすほかに炒めものを用意しました。パッと見ると量は少なめですが、コクを感じさせる材料を使うと満腹感が得られます。最低でもひと口30回噛んで食べると、さらに満足感が得られます。

おやつの選び方

食べていいのは糖質が少ないもの、食物繊維が含まれているもの、噛みごたえがあるものです。この条件を満たすのはナッツ、砂糖が少ないダークチョコレート、ゆでただけ・蒸しただけの大豆、甘みの強くない柑橘類かベリー類、味をつけていないスルメや煮干しなどの海産物です。

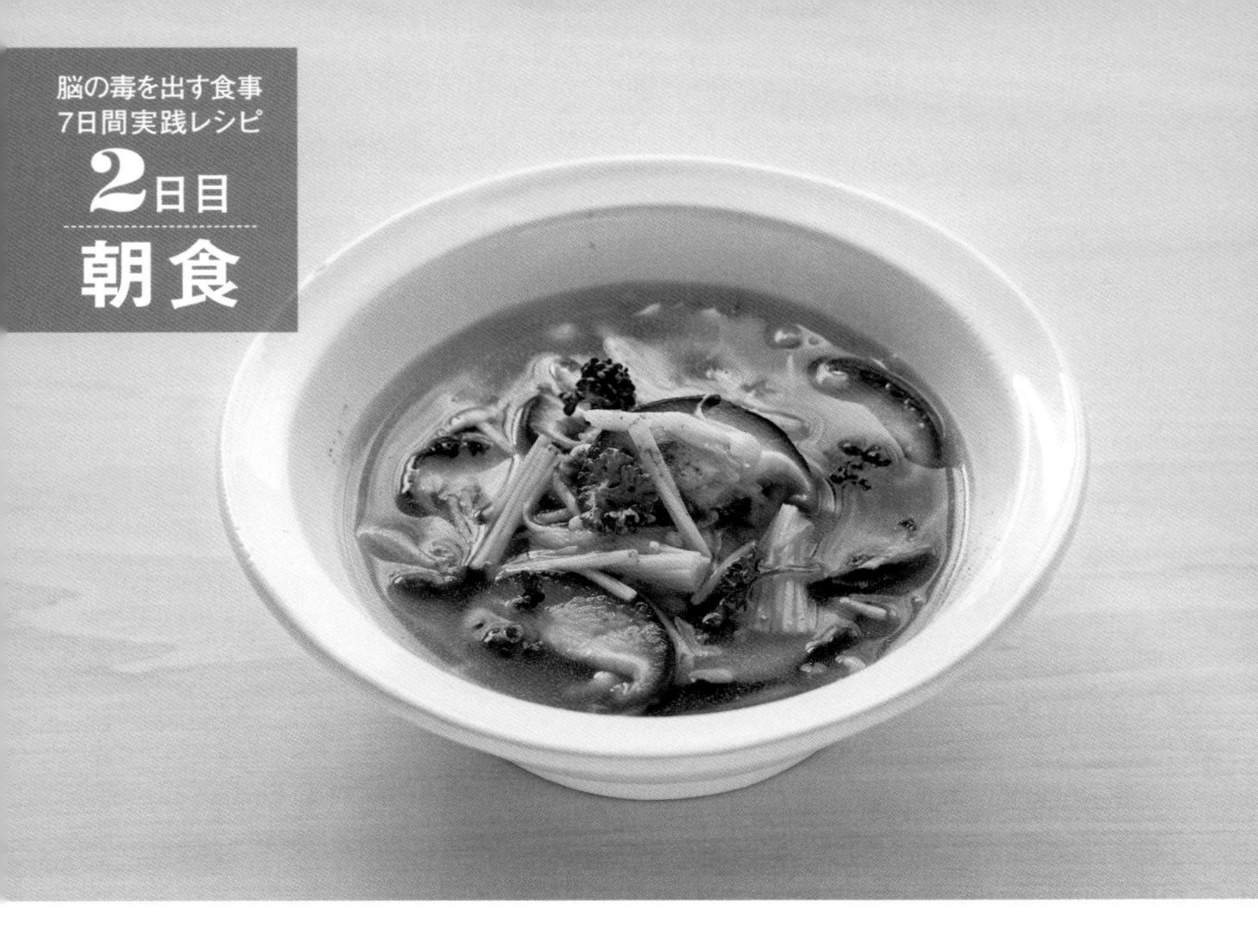

きのこの旨みにバターのコクを加えておいしく毒を出す

きのこのスープ

材料（2人分）

しいたけ … 4枚（60g）
えのきだけ … 100g
水 … 1と3/4カップ
塩 … 小さじ1/2
バター … 10g
こしょう … 少々
パセリ … 少々

1人分

エネルギー	54kcal
糖質	2.3g
塩分	1.6g

作り方

1 しいたけは薄切り、えのきだけは3cm長さに切る。
2 小鍋に1を広げて水（分量外）大さじ1を入れ、ふたをして中火にかける。ふつふつと音がしたら、ふたを取って軽く混ぜ、バターを加えて1分炒める。
3 分量の水を注ぎ、煮立ったら弱火で1〜2分煮る。塩を加えて混ぜ、火を止める。器によそい、こしょうをふってパセリを散らす。

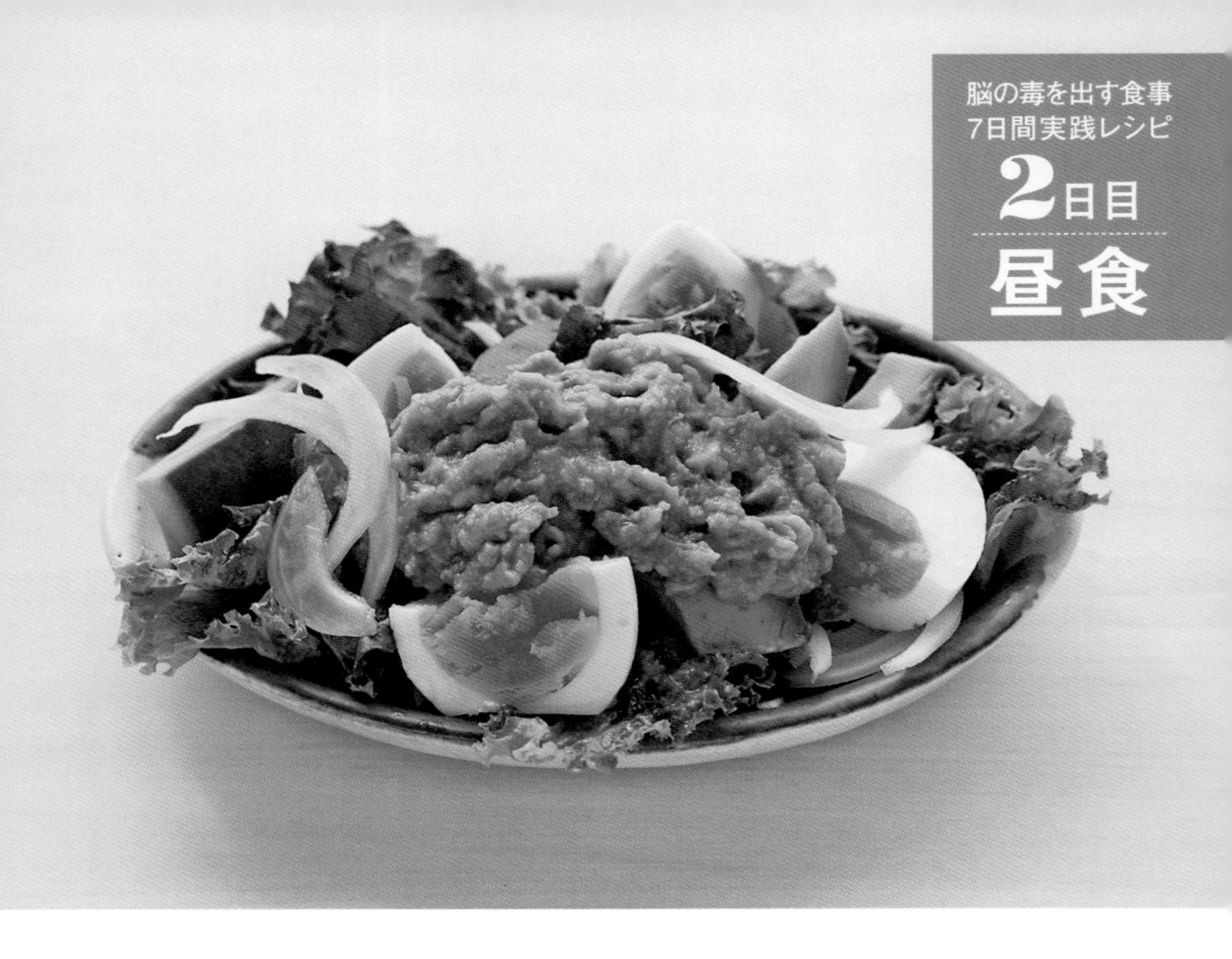

毒出しアボカドソースは
どんなサラダにかけてもOK

アボカドとゆで卵のサラダ

材料（2人分）

アボカド … 1個（170g）
固ゆで卵（沸騰してから10分ゆでる）… 2個
玉ねぎ … 1/4個（50g）
サニーレタス … 2枚（50g）

A
塩 … 小さじ1/4
酢 … 大さじ1
エクストラバージンオリーブオイル … 小さじ2

1人分

エネルギー	286kcal
糖質	3.2g
塩分	0.9g

作り方

1 アボカドは包丁で切り込みを入れてひねり、半分にして種を取り、皮をむく。半分をフォークでよくつぶし、Aとよく混ぜる。
2 ゆで卵と残りのアボカドは食べやすく切る。玉ねぎは薄切りにする。サニーレタスはちぎる。
3 器に2を広げ、1をのせる。全体を混ぜながら食べる。

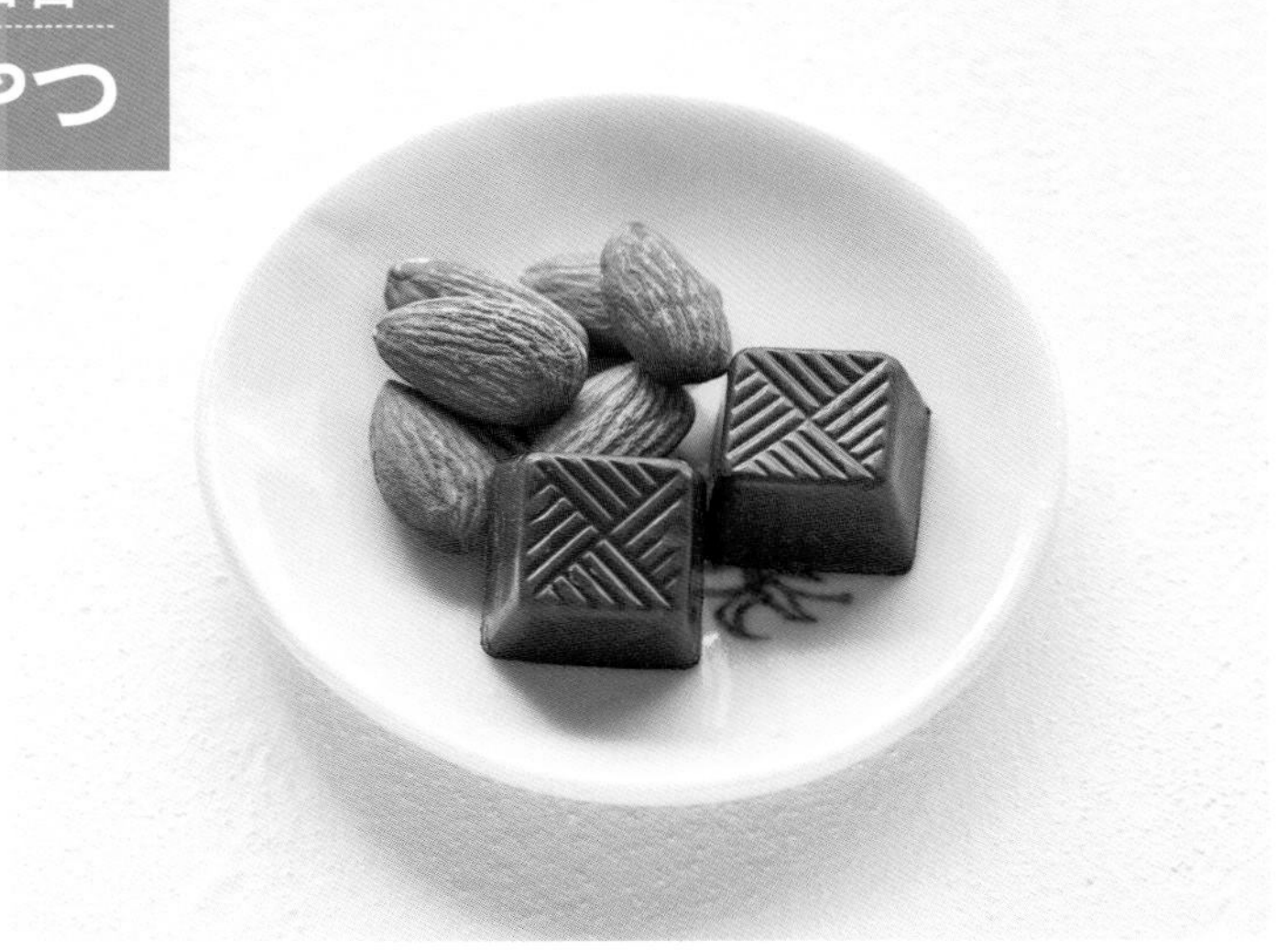

毒出しおやつの
ゴールデンコンビ

ナッツ&チョコレート

材料と作り方

塩分不使用のアーモンド10粒とカカオ70%以上のブラックチョコレート15gを盛り合わせる。

1食分

エネルギー	114kcal
糖質	8.0g
塩分	0g

一口メモ

食べ足りないときはアーモンドを増量してもいい。これ以外にほかのおやつ2食分を追加してもよい。

おやつアレンジ！

アーモンドをくるみ、カシューナッツ、ピスタチオに代えてもOK

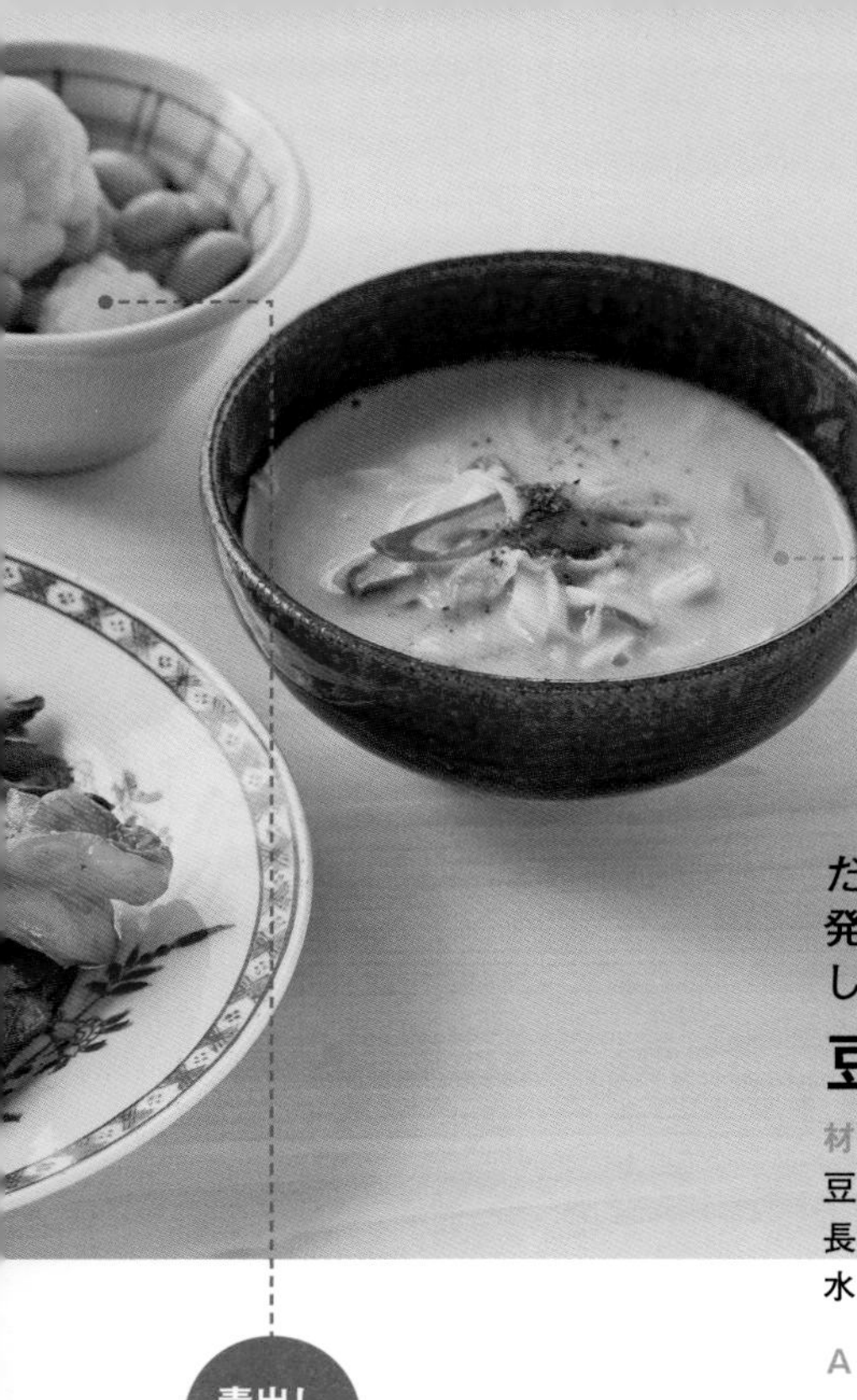

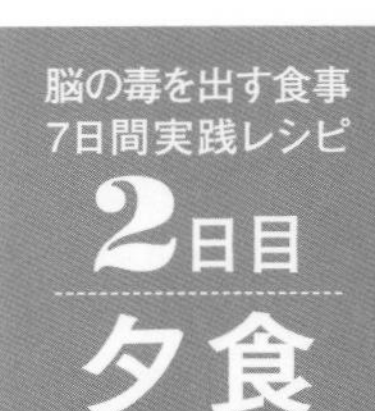

だし不要のスープは
発酵調味料の
しょうゆとみそがポイント

豆乳スープ

材料（2人分）

豆乳 … 1カップ
長ねぎ … 50g
水 … 3/4カップ
A｜みそ … 小さじ2
　｜しょうゆ … 小さじ2
山椒 … 少々

作り方

1 長ねぎを斜め薄切りにする。
2 小鍋に1と水を入れて中火にかけ、煮立ったら弱火で2分煮る。
3 豆乳を注ぎ、Aを加えて温まるまで加熱する。器によそって山椒をふる。

1人分

エネルギー	72kcal
糖質	5.9g
塩分	1.6g

毒出し
小皿

毒出し野菜のカリフラワーと
植物性たんぱくが摂れる
大豆の毒出し料理

カリフラワーと大豆のピクルス

作り方は113ページ

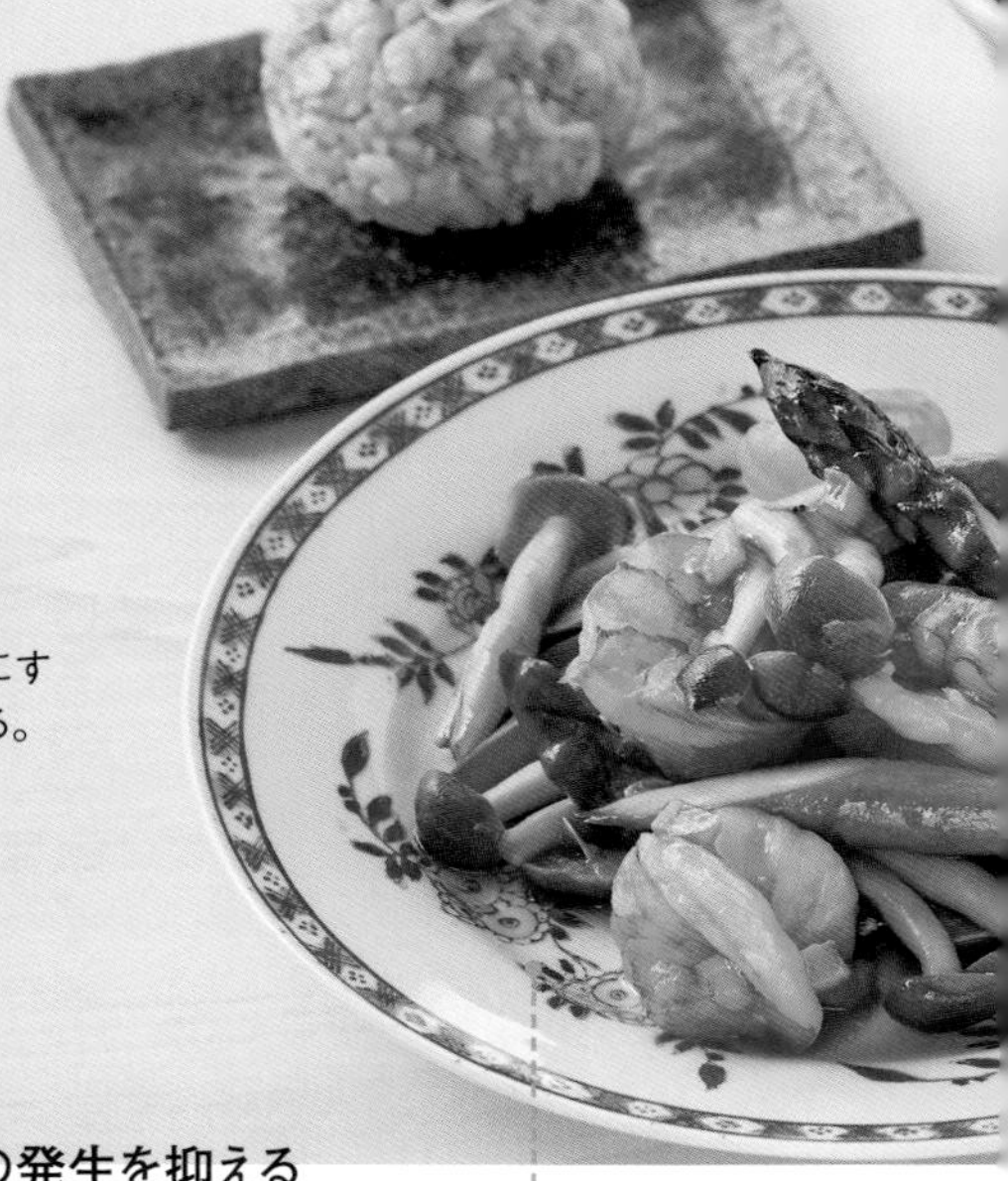

噛みごたえのあるちりめんじゃこで
咀嚼回数を増やす

玄米おにぎり ちりめんじゃこ トッピング

材料（２人分）
玄米ごはん … 100g
ちりめんじゃこ … 2g

作り方
玄米ごはんを2等分しておにぎりにする。ちりめんじゃこをトッピングする。

1人分

エネルギー	85kcal
糖質	17.1g
塩分	0.1g

アスパラガスが活性酸素の発生を抑える

えびとアスパラガスのにんにく炒め

材料（２人分）
むきえび … 250g
アスパラガス … 4本（100g）
しめじ … 50g
にんにく … 1かけ
かたくり粉 … 小さじ1
ごま油 … 小さじ4
A オイスターソース … 小さじ２
　しょうゆ … 小さじ1
　水 … 大さじ1

作り方
1 えびは背に切り目を入れ、かたくり粉をまぶす。にんにくは5mm角、アスパラガスは乱切りにする。しめじは小房に分ける。
2 フライパンにごま油を入れて中火で熱し、1を広げて２～３分炒める。上下を返してさらに1分炒める。
3 材料を端に寄せて中央を空け、Aを入れて煮立てる。上下によく混ぜながら味をからめる。

1人分

エネルギー	212kcal
糖質	5.4g
塩分	1.6g

脳の毒を出す食事 7日間実践レシピ

3日目

麺類は十割そば一択！甘みは甘酒でつけるのがポイント

注目すべきは昼のそば。主食の基本はミネラルと食物繊維が豊富で、咀嚼することが必要な玄米ですが、日本そばに代えてもＯＫ。ただし、小麦粉のつなぎを含まない十割そばであることが条件。市販のそばつゆは甘みの強いものが多いので、発酵調味料のしょうゆと、発酵飲料の甘酒を砂糖の代わりに使い、風味のよいごま油で食べやすくしています。

肉の選び方

肉を食べなくても、平飼い卵と天然魚、大豆製品から十分なたんぱく質がとれます。肉が食べたくなったら飼育環境がよい国産の少し高級な鶏肉、草を食べて育ったグラスフェッドビーフ、国産豚のヒレなど、脂身が少なくて安心なエサを食べているもの、あるいは自然の中で育ったジビエもよいでしょう。

脳の毒を出す食事
7日間実践レシピ
3日目
朝食

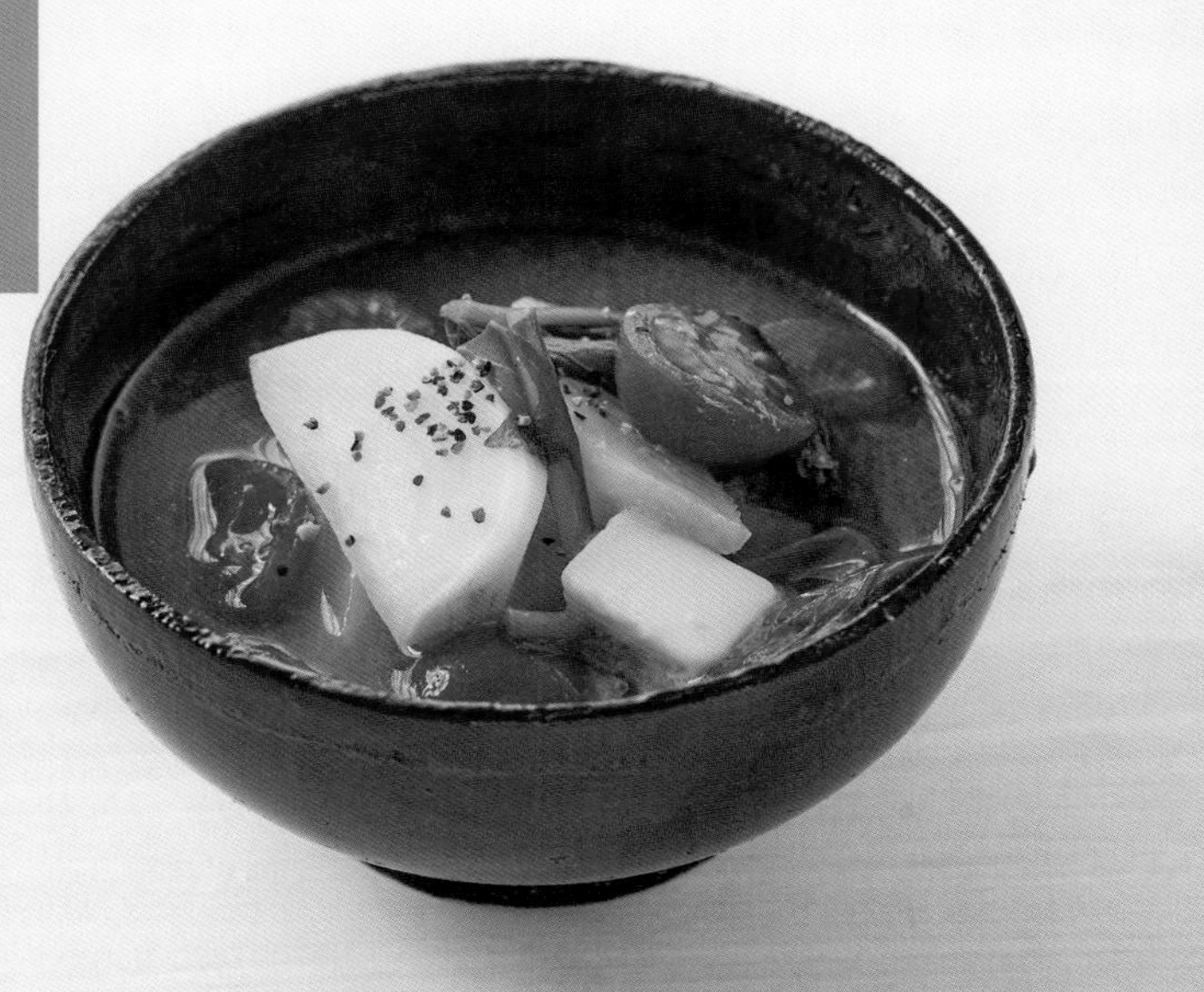

かぶで解毒し、
トマトのリコピンで酸化を抑える

かぶとトマトのバターみそ汁

材料（2人分）

かぶ … 小2個（140g）
かぶの葉（粗く刻む）… 少々
ミニトマト … 4個
水 … 1と3/4カップ
みそ … 小さじ4
バター … 15g
粗びきこしょう … 少々

1人分

エネルギー	100kcal
糖質	5.6g
塩分	1.6g

作り方

1 かぶは皮をむいて1cm厚さのくし形切りにする。ミニトマトはへたをとって半分に切る。
2 小鍋にかぶ、水を入れて中火にかけ、煮立ったら弱火で8分煮る。
3 みそを溶き入れ、ミニトマトを加えて2〜3分煮る。かぶの葉を加えて火を止める。器によそってバターをのせ、粗びきこしょうをふる。

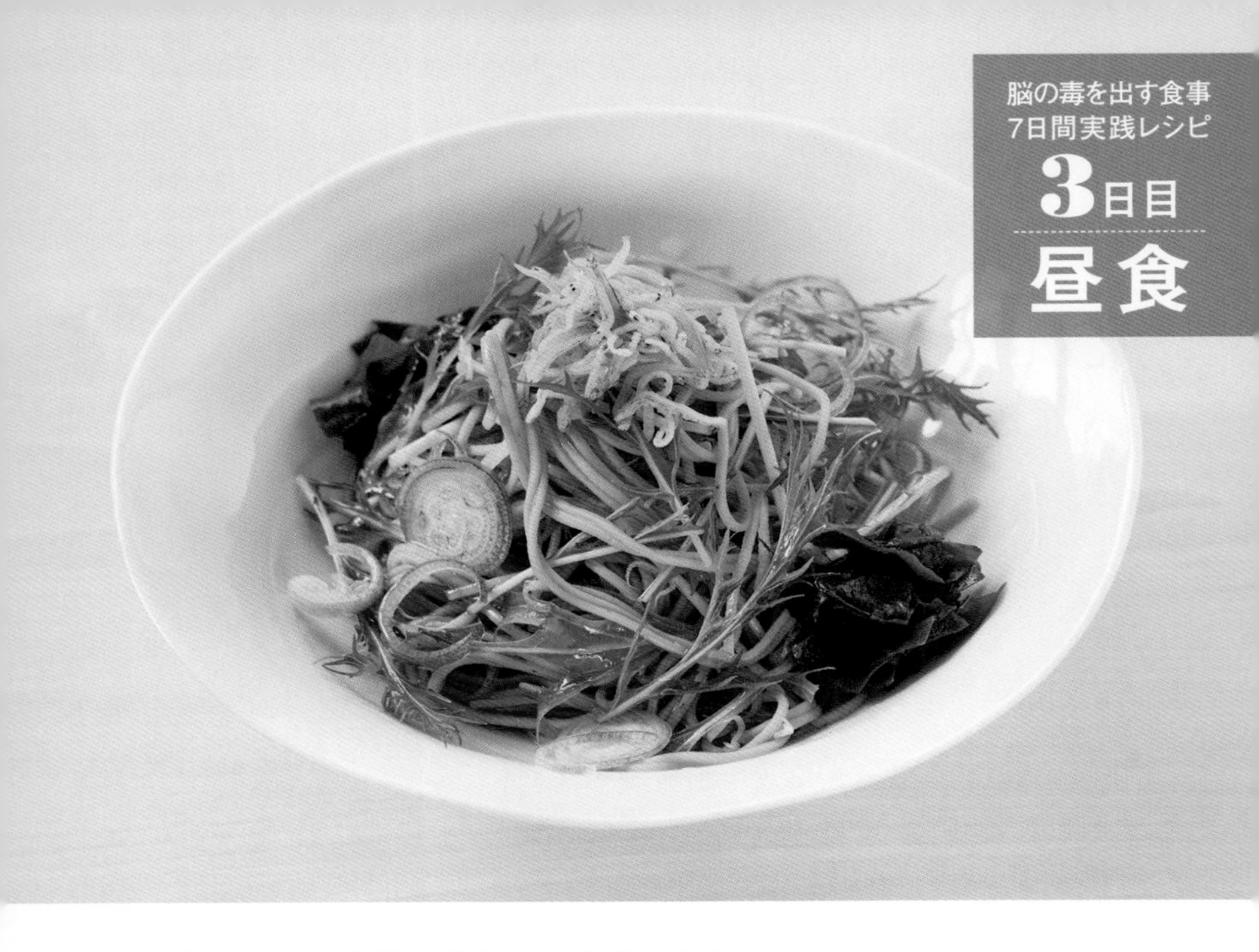

十割そばは玄米に代わるおすすめ主食

しらすのせ 薬味たっぷりそば

材料（2人分）

十割そば（乾麺）… 150g
しらす干し … 30g
みょうが … 2本
しょうが … 1/2かけ
水菜 … 30g
乾燥わかめ … 大さじ1

A
- しょうゆ … 大さじ1
- 甘酒 … 小さじ2
- ごま油 … 大さじ1

作り方

1 みょうがは小口切り、しょうがはせん切りにする。水菜は3cm長さに切り、冷水に入れてシャキッとさせる。わかめは水に10分つけて戻し、水けをきる。

2 そばはたっぷりの熱湯で表示時間通りにゆで、冷水にとり、よく冷やしてから水けをきる。

3 みょうが、しょうが、水菜、そばを和えてから器に盛り、わかめとしらす干しをのせる。混ぜ合わせたAをかけ、全体を混ぜながら食べる。

1人分

エネルギー	312kcal
糖質	42.4g
塩分	2.3g

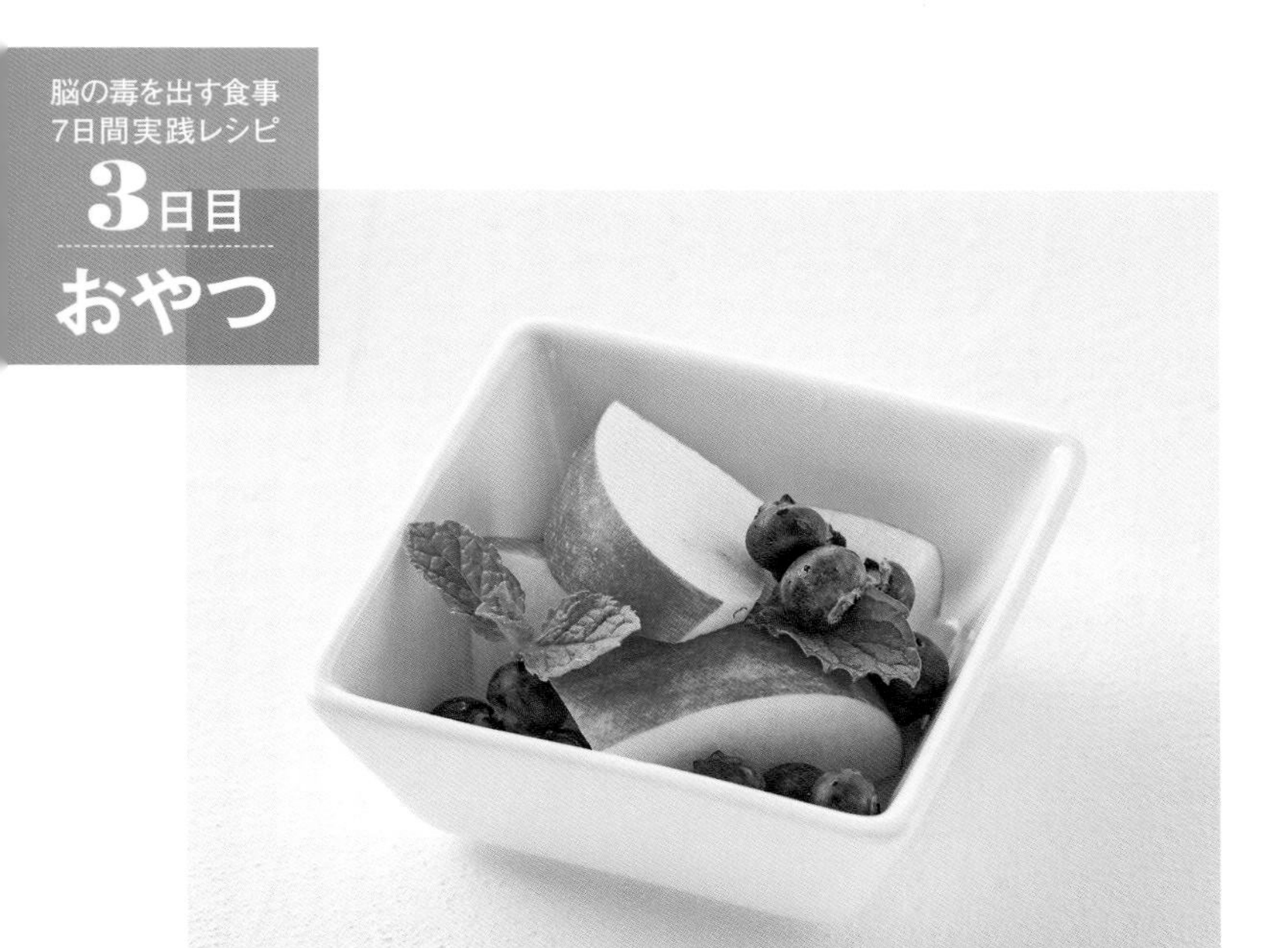

皮や実に含まれる
ファイトケミカルで老化ストップ！

ブルーベリーとりんご

材料と作り方（1食分）

一口大に切ったりんご50gとブルーベリー50gを盛り合わせ、ミントの葉を添える。

1食分

エネルギー	53kcal
糖質	11.9g
塩分	0g

一口メモ

りんごの皮とブルーベリーには強い抗酸化力があるアントシアニンが豊富。無農薬栽培でない場合は水でよく洗う。

おやつアレンジ！

果物をドライフルーツ（デーツ、いちじく、プルーン）に代えてもOK

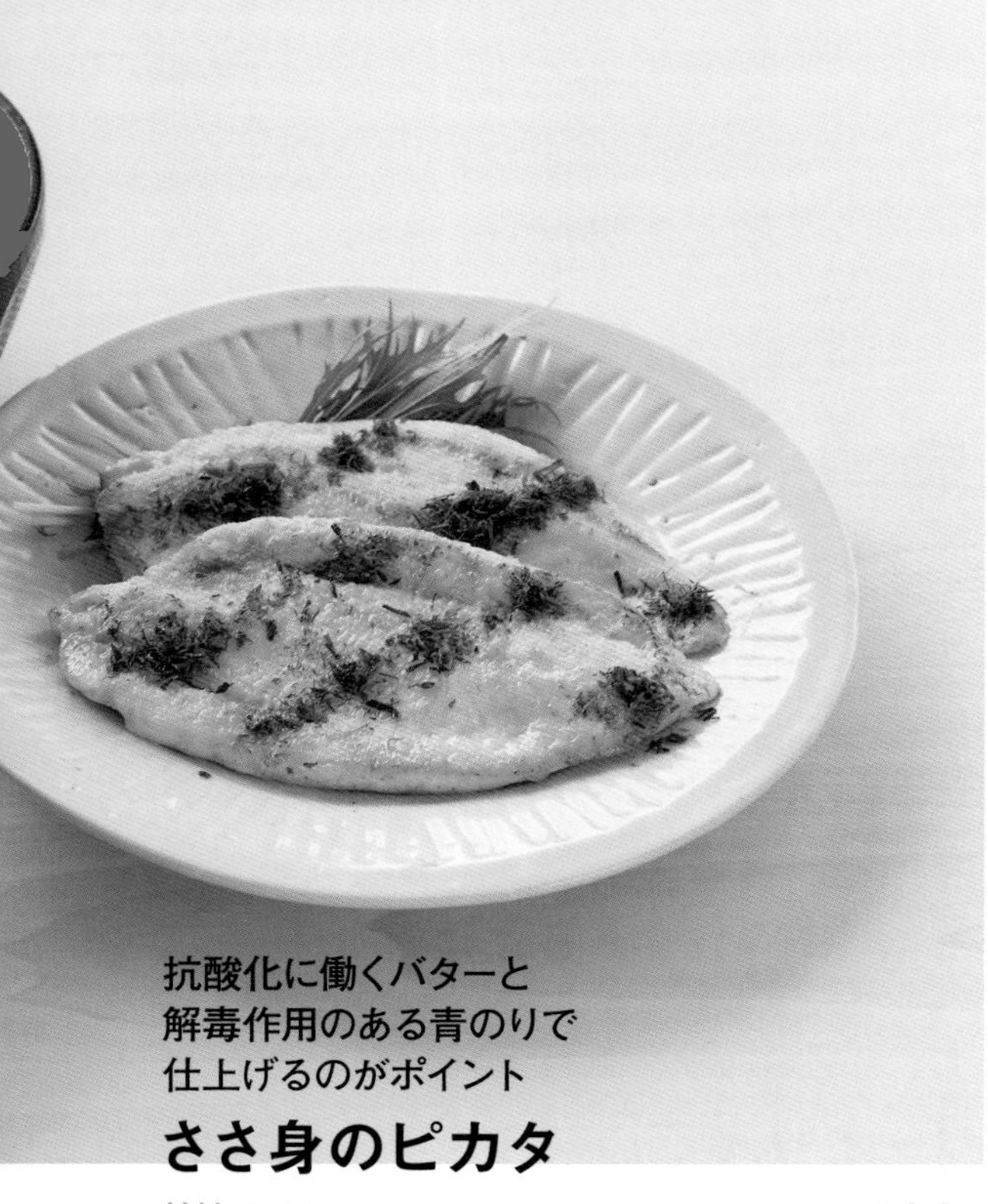

抗酸化に働くバターと
解毒作用のある青のりで
仕上げるのがポイント

ささ身のピカタ

材料（2人分）

鶏ささ身 … 4本

A
- 塩 … 小さじ1/3
- 水 … 大さじ1
- こしょう … 少々
- 小麦粉 … 大さじ1

卵 … 1個
バター … 15g
青のり … 少々
水菜 … 適宜

1人分

エネルギー	241kcal
糖質	3.5g
塩分	1.4g

作り方

1 ささ身は筋を取り、ラップをかぶせて麺棒などで10回ほどたたいてのばす。ボウルでAを混ぜ、たたいたささ身を入れて全体にもんでなじませる。

2 卵を溶きほぐし、1にからめる。

3 フライパンを熱し、バターを溶かして広げたところに2を並べる。中火で3分、上下を返して1分焼く。器に水菜とともに盛り付け、青のりをふる。

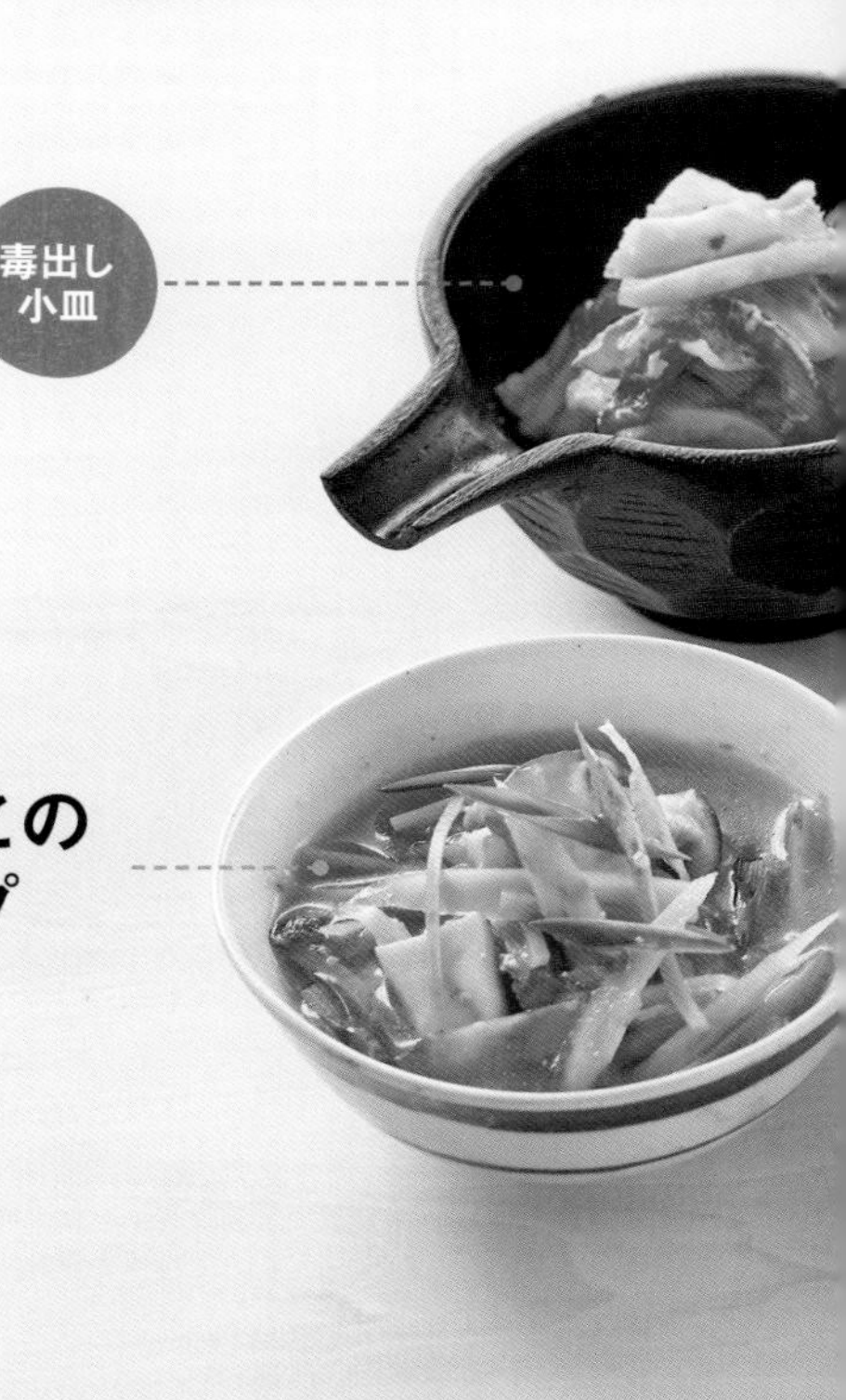

解毒食材と発酵調味料を
ふんだんに使った毒出し料理

甘酒の水キムチ

作り方は113ページ

腸内環境をよくする
食物繊維がたっぷり

ごぼうときのこのきんぴらスープ

材料（2人分）

ごぼう … 50g
エリンギ … 1本（50g）
にんじん … 20g
水 … 2カップ
しょうゆ … 大さじ1
甘酒 … 大さじ2
ごま油 … 大さじ1
葉ねぎ（斜めに切る）… 適宜

作り方

1 ごぼうはささがきにし、水に5分ほどさらし、水けをきる。エリンギは長さを半分に切って薄切り、にんじんはせん切りにする。
2 小鍋に1を広げて並べ、ふたをして中火にかける。ふつふつと音がしたら軽く混ぜ、ごま油を加えて1分炒める。
3 しょうゆ、甘酒を加え混ぜ、水を注いで煮立ったら弱火で2分煮る。器に盛り、あれば葉ねぎを散らす。

1人分

エネルギー	100kcal
糖質	7.3g
塩分	1.3g

脳の毒を出す食事
7日間実践レシピ

4日目

たっぷりにんにくで、脳の毒を一掃！

本日はにんにくの日！　優秀な毒出し食材のにんにくは炒めものだけでなく、スープに入れてもおいしくいただけます。人と話すときはニオイが気になりますが、ニオイ成分のアリシンに解毒・殺菌作用があります。その殺菌作用はサルモネラ菌や病原性のカビ、寄生虫の駆除にも役立ちます。にらや玉ねぎ、ねぎなどにもアリシンが含まれています。

果物の選び方

果物には果糖という糖が含まれていますが、抗酸化作用の強いビタミンCも豊富です。選ぶときは柑橘類やベリー類など甘みがあっさりしていて、自然な酸味があるものを選んで。すりつぶしてゴクゴク飲むと、糖質を大量にとってしまう危険が！

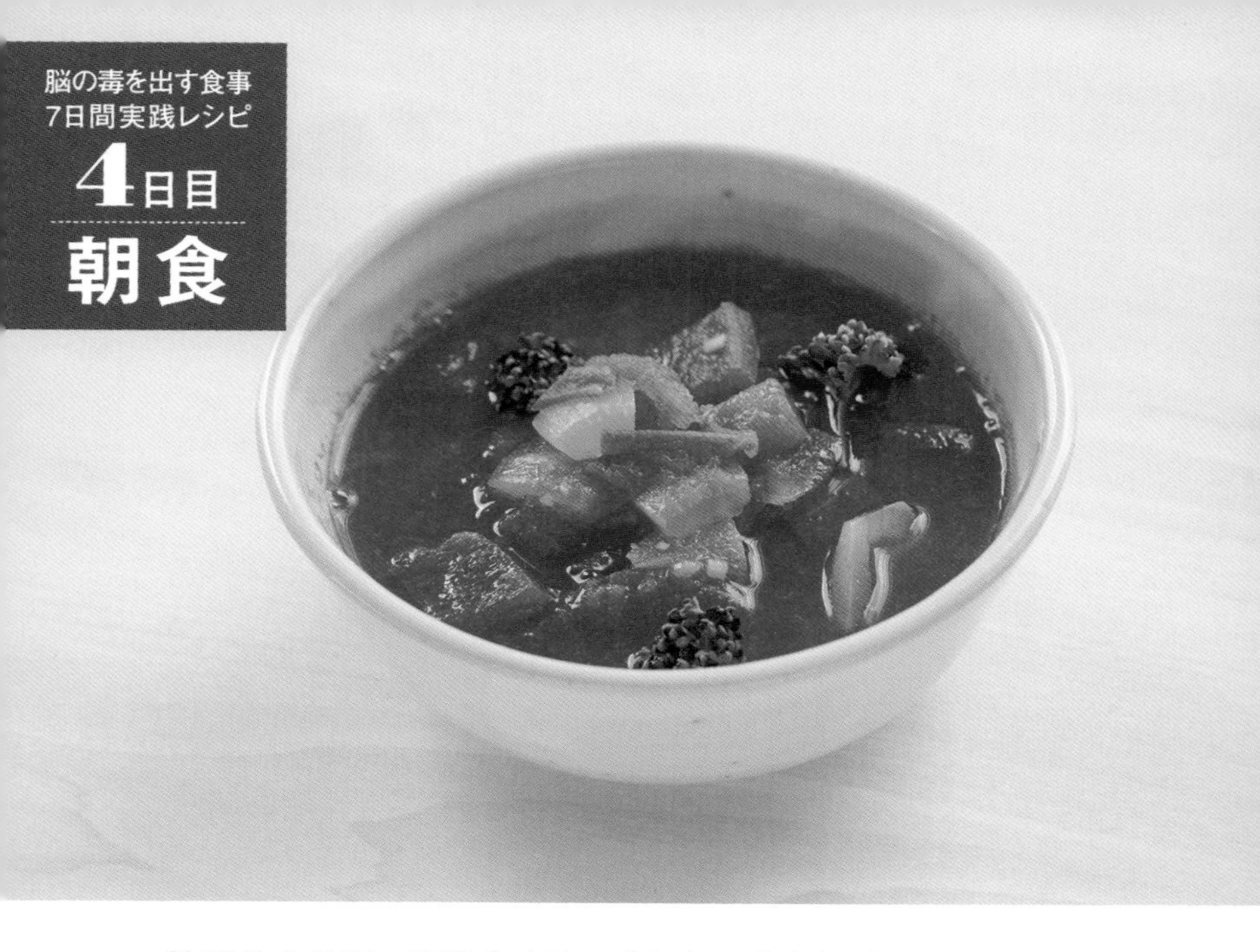

抗酸化力の高い野菜とオリーブオイルが同時に摂れる

ミネストローネ

材料（2人分）

玉ねぎ … 1/4個（50g）
トマト … 1個（200g）
パプリカ … 1/2個（80g）
にんにく（みじん切り）… 1かけ
エクストラバージンオリーブオイル … 小さじ4
A ｜水 … 1と1/2カップ
　｜塩 … 小さじ2/3

1人分

エネルギー	121kcal
糖質	8.8g
塩分	2.0g

作り方

1 玉ねぎ、パプリカは1.5～2cm角、トマトはヘタをとって2cm角に切る。
2 鍋にオリーブオイルとにんにくを入れて中火にかけ、にんにくの香りが立ったら玉ねぎ、パプリカを入れて2分炒める。
3 玉ねぎが透き通ったら、トマトを加えて2分炒める。トマトがくったりしてきたら、Aを加えて中火で煮立てる。煮立ったら弱火にして10分煮込む。

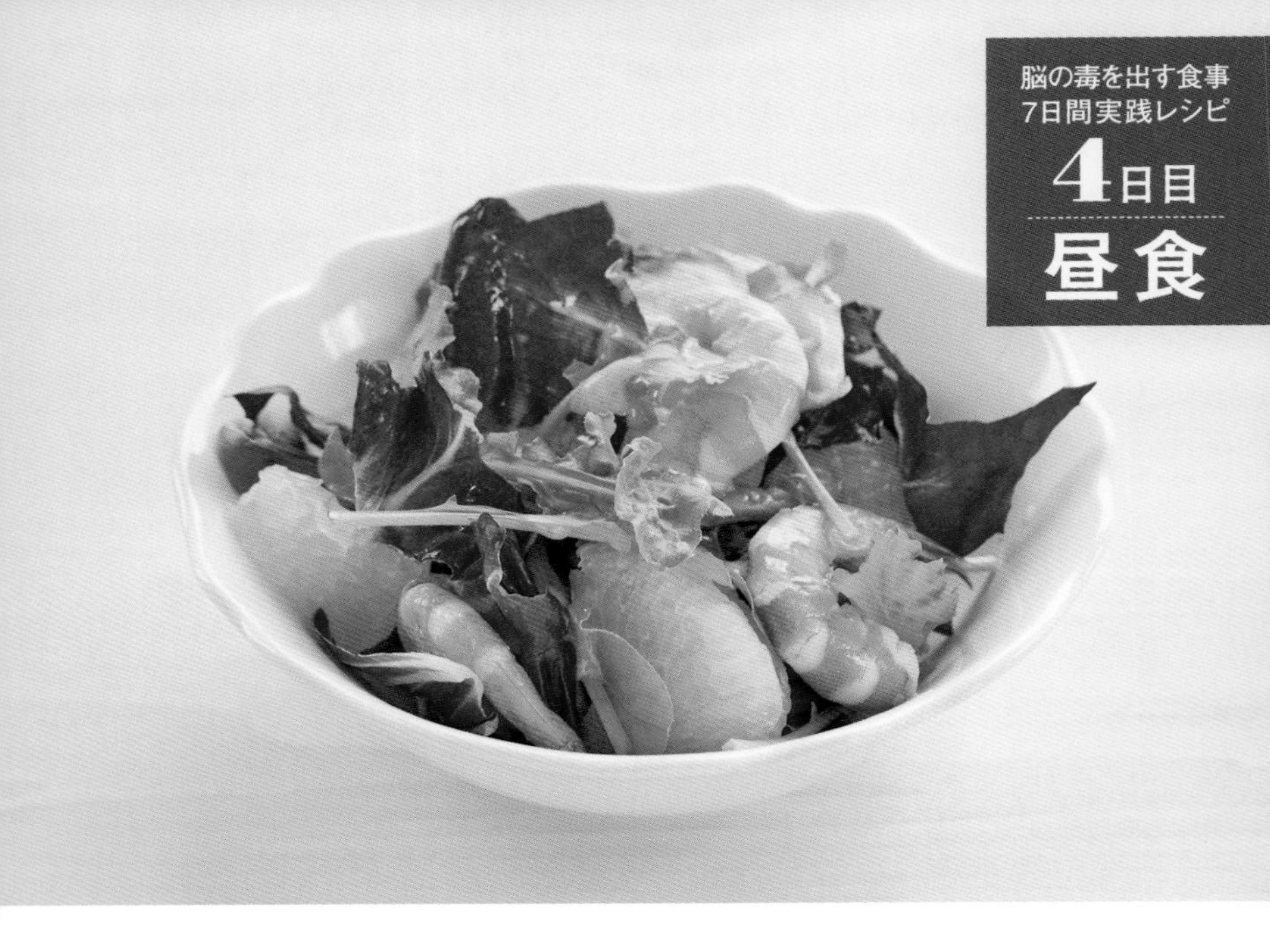

グレープフルーツは毒出し効果が高い！

えびとグレープフルーツ、ルッコラのサラダ

材料（2人分）

サラダ用ゆでえび … 200g
グレープフルーツ … 1個
ルッコラ … 30g
ベビーリーフ、トレビスなどの
好みの葉物野菜 … 20g

A
エクストラバージン
オリーブオイル … 小さじ4
塩 … 小さじ1/3
マスタード、または練りからし
… 小さじ1

作り方

1 グレープフルーツは皮と薄皮をむいて一口大にちぎる。
2 ルッコラと葉物野菜はひと口大に切る。
3 グレープフルーツと野菜、えびを合わせ、よく混ぜたAで和える。

1人分

エネルギー	245kcal
糖質	9.5g
塩分	1.6g

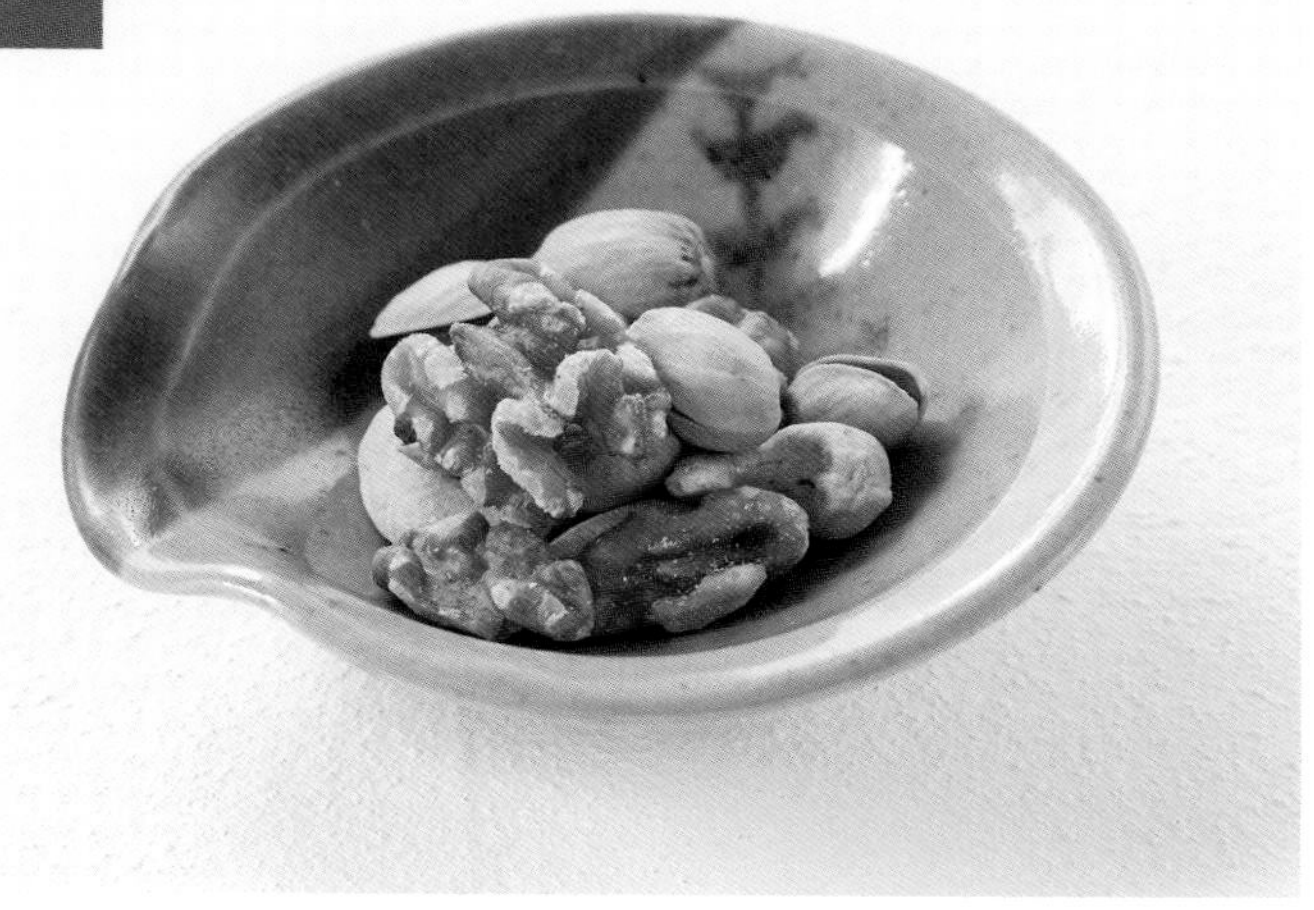

いい油がとれて
お腹も満足

ミックスナッツ

材料と作り方
くるみとピスタチオを合わせて25gで1食分。

1食分

エネルギー	165kcal
糖質	2.5g
塩分	0g

一口メモ

ローストしていない食塩不使用のナッツを選ぶのが理想。カシューナッツやマカダミアナッツなどに代えてもOK。

おやつアレンジ!

ナッツにドライフルーツを合わせてもOK(くるみ&デーツ、アーモンド&干しあんず、カシューナッツ&いちじくなど)

脳の毒を出す食事
7日間実践レシピ
4日目
夕食

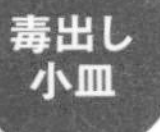

解毒効果がある
ブロッコリーと
にんにくの毒出し料理

ブロッコリーとちりめんじゃこのガーリック和え

作り方は114ページ

にら特有の香りには
強い抗菌・抗カビ作用が！

レンチン蒸し鶏

材料（2人分）
材料（2人分）

鶏むね肉 … 1枚（200g）

A
- 酒 … 大さじ2
- 水 … 大さじ2
- 塩 … 小さじ1/2

B
- にら … 30g
- すりごま … 大さじ1
- しょうゆ … 大さじ1
- 酢 … 小さじ1
- ごま油 … 大さじ1

パプリカ … 適宜

作り方

1 鶏肉はラップをかぶせ、厚みのある部分を麺棒などで50回ほどたたいて、厚みを均一にする。

2 Bのにらを2mm幅に切り、ほかの材料とよく混ぜる。

3 耐熱皿に鶏肉、Aを入れて軽くもんでから広げ、ラップをふんわりとかぶせて電子レンジ（600W）で5分加熱する。表面が少しピンク色でもいい。鶏肉の上下を返し、ラップで密閉して10分置き、余熱で火を通す。

4 3の蒸し鶏を食べやすく切って器に盛り、2をかける。パプリカがあれば細切りにしてのせる。

1人分

エネルギー	240kcal
糖質	1.5g
塩分	1.9g

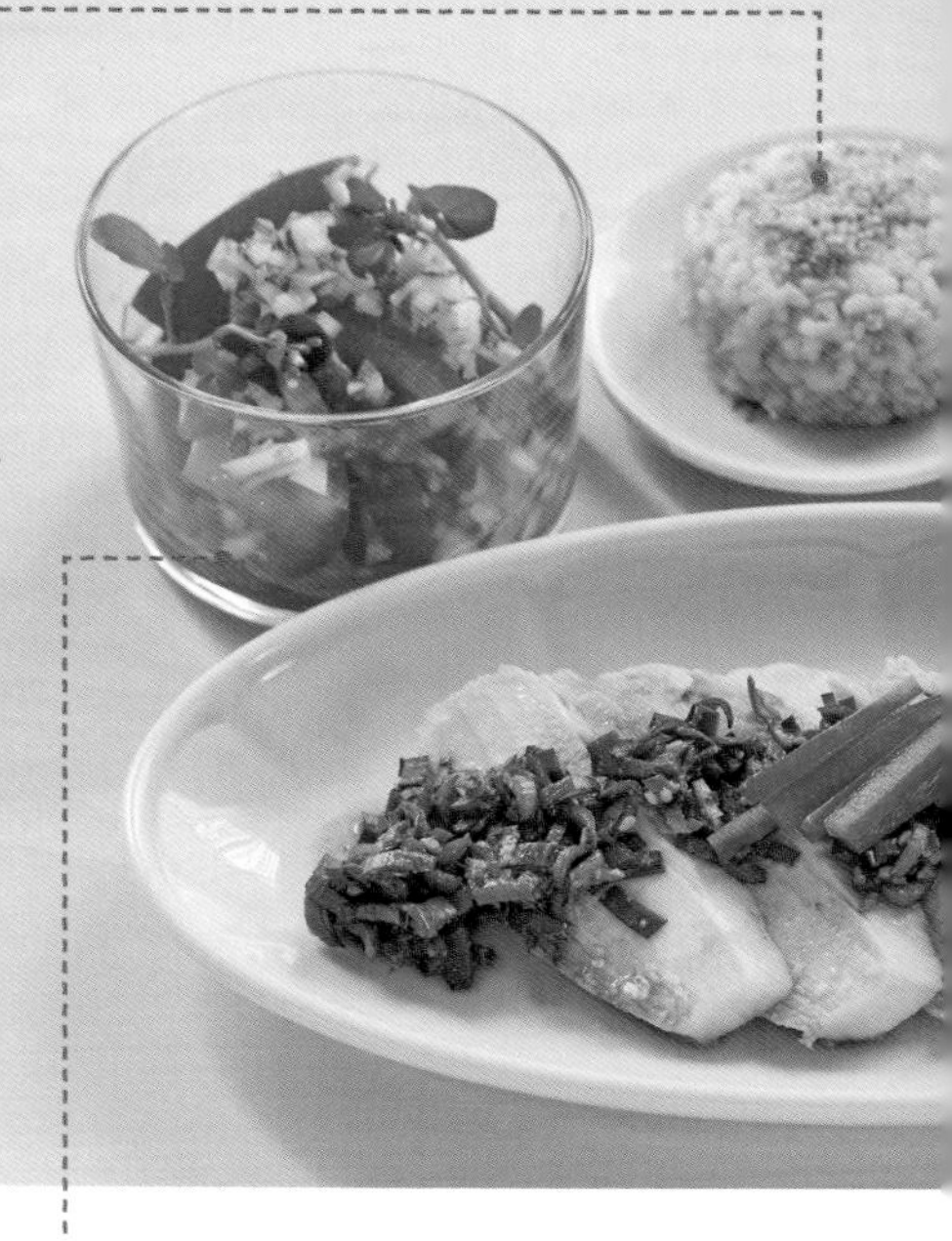

ごまには肝臓での
解毒をサポートする
セサミンが豊富

玄米おにぎり すりごまトッピング

材料（2人分）

玄米ごはん … 100g
白すりごま … 2g

作り方

玄米ごはんを2等分しておにぎりにする。白すりごまをトッピングする。

1人分

エネルギー	89kcal
糖質	17.2g
塩分	0g

紫玉ねぎでアリシンとポリフェノールが摂れる

トマトと玉ねぎのサラダ

材料（2人分）

トマト … 1個（200g）
紫玉ねぎ、または
玉ねぎ（みじん切り）… 1/4個（50g）
A
　塩 … 小さじ1/4
　酢 … 小さじ1
　エクストラバージン
　オリーブオイル … 小さじ2
クレソン … 適宜

作り方

1 玉ねぎにAを混ぜる。
2 トマトはへたをとって1.5cm角に切り、1で和える。クレソンがあれば添える。

1人分

エネルギー	66kcal
糖質	5.6g
塩分	0.7g

脳の毒を
出す食事
7日間実践
レシピ

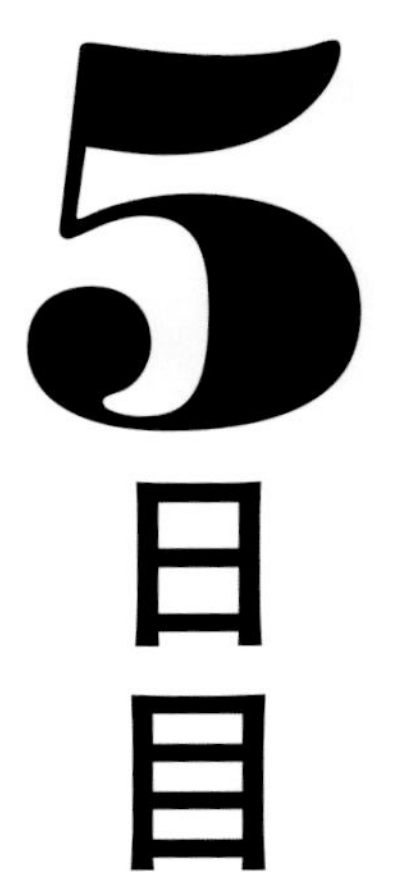

野菜と発酵調味料で腸内環境を整えよう！

たんぱく質が充実した1日。たんぱく質は筋肉だけでなく、内臓や体の細胞を作る非常に大切な栄養素。食べすぎても毒にならないので制限しなくて大丈夫。たっぷりの野菜と、発酵調味料とともにお腹に入れれば善玉菌が食物繊維をエサにして増え、腸内環境をよくします。肉はしゃぶしゃぶにして脂身を落とすか、ヒレやももなどの脂身の少ない部位にするといいですよ。

玄米の選び方

基本の主食とする玄米は稲からもみ殻を取り除いたもの。白米は玄米からぬかと胚芽を除いたものです。毒出しの観点からすると玄米のミネラルと食物繊維は魅力的ですが、その一方で残留農薬の心配も。玄米を常食する場合は無農薬のものが安心です。

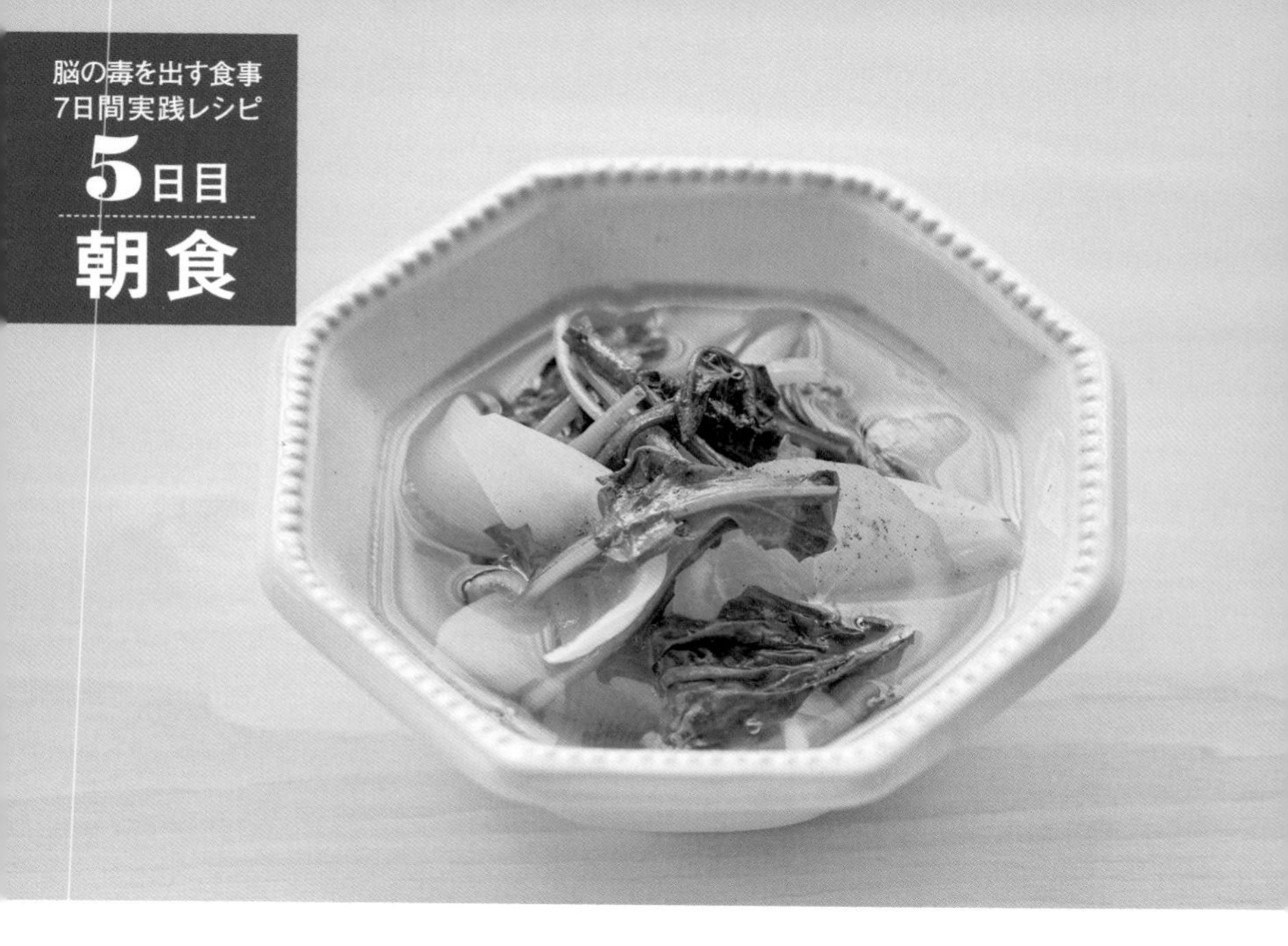

無農薬レモンを皮ごと使って毒出し効果を引き出す

ルッコラと玉ねぎのレモンスープ

材料（2人分）

ルッコラ … 20g
玉ねぎ … 1/2個（100g）
レモンの薄切り … 4枚
塩 … 小さじ1/3
エクストラバージンオリーブオイル … 小さじ2
水 … 1と1/2カップ
こしょう … 適宜

1人分	
エネルギー	58kcal
糖質	3.8g
塩分	1.0g

作り方

1 玉ねぎは4等分のくし形に切り、ルッコラは3cm長さに切る。
2 小鍋に玉ねぎ、塩、オリーブオイルを入れてよくからめ、水を注いで中火にかける。煮立ったら弱火で10分煮る。
3 レモン、ルッコラを加えてひと煮立ちさせる。器に盛ってこしょうをたっぷりふる。

脳の毒を出す食事
7日間実践レシピ
5日目
昼食

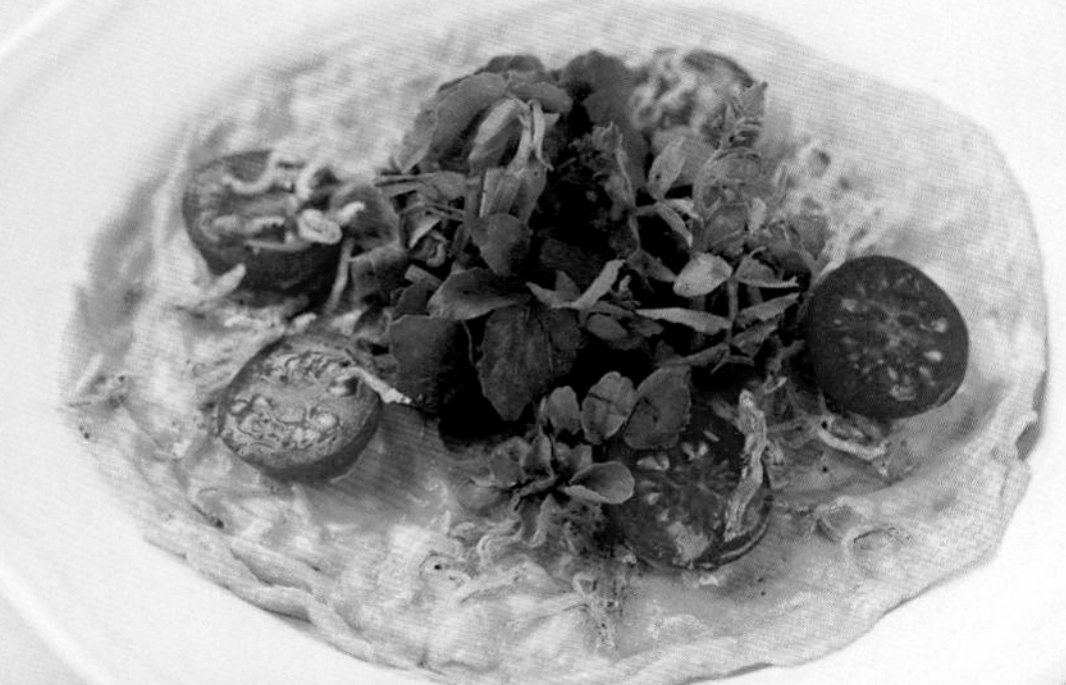

クレソン山盛りで毒出しメニューに

オープンオムレツ

材料（2人分）

卵 … 4個	ミニトマト … 4個
水 … 大さじ1	ちりめんじゃこ … 10g
塩 … 小さじ1/6	クレソン（2cm幅に刻む）… 20g
こしょう … 少々	バター … 25g

作り方

1 ミニトマトはヘタを取って横半分に切る。クレソンは2cm幅に切る。
2 ボウルに卵を割り入れ、箸先をボウルにつけたままで30～40回ほど切るように混ぜる。水、塩、こしょうを加えてひと混ぜする。
3 小さめのフライパンを中火で十分に熱し、バターを入れる。バターの塊が少し残っているところに2の卵液をフライパンの20cmほど上から注ぐ。30秒ほどして卵液の縁が固まってきたら、へらをフライパンの縁から中心に向かって大きく動かして10回混ぜる。へらをフライパンの底につけたまま動かすのがコツ。
4 形を丸く整え、ミニトマト、ちりめんじゃこをのせ、ふたをして、1分蒸し焼きにする。器に盛り、クレソンをのせる。

1人分

エネルギー	262kcal
糖質	1.5g
塩分	1.5g

おやつ

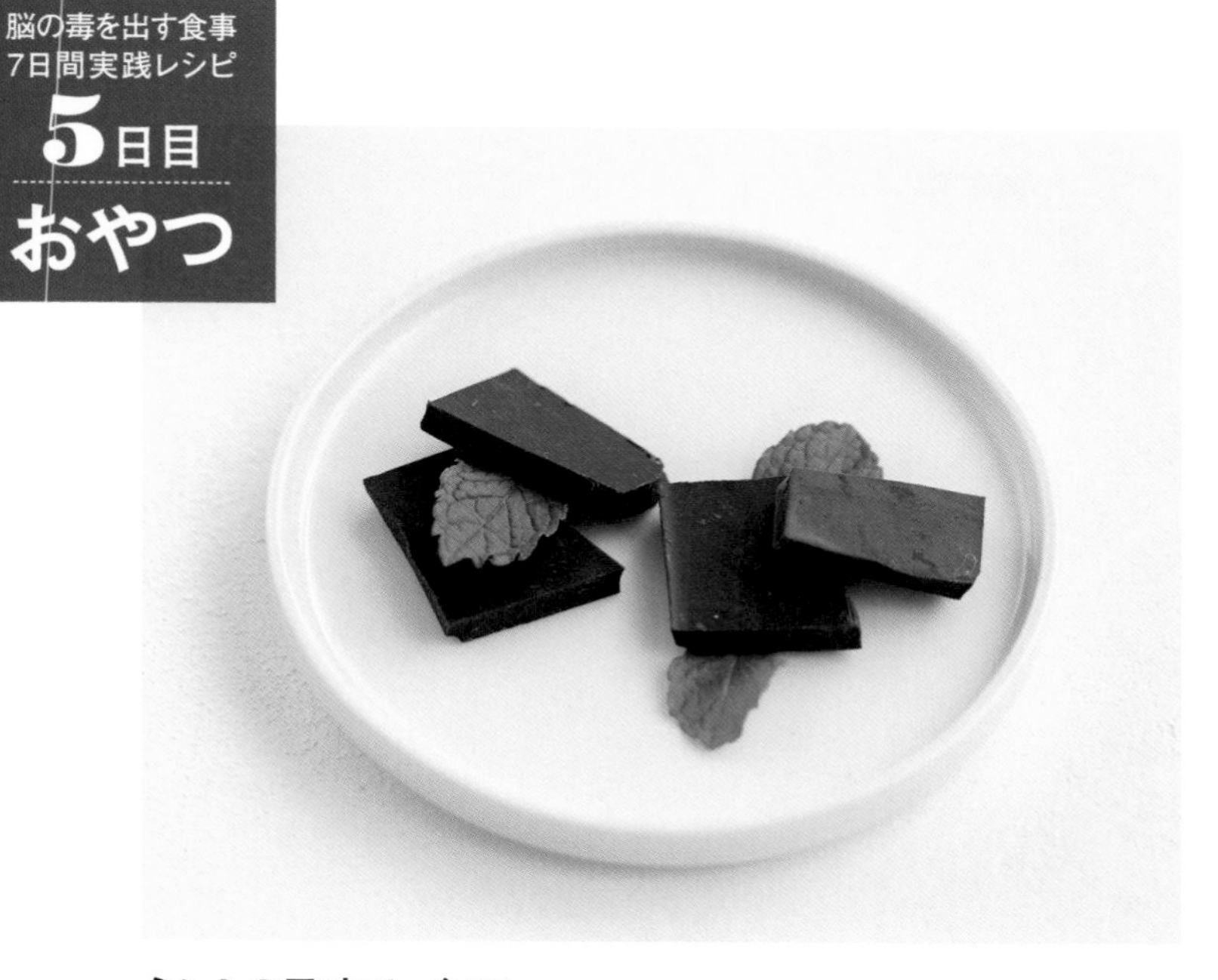

ミントの風味で一気に
さわやかな味わい

ブラックチョコミント

材料と作り方

カカオ70%のブラックチョコレート30gに
ミントの葉を好みで添える。

1食分

エネルギー	170kcal
糖質	14.9g
塩分	0g

一口メモ

ブラックチョコレートはカカオ70%以上のものを選ぶ。おやつは1日3回まで食べてよいが、チョコレートを食べたらほかの2回はナッツ類を選ぼう。

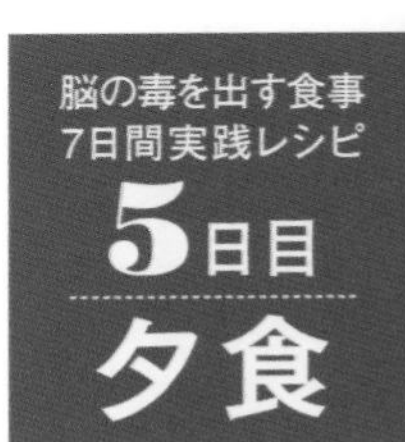

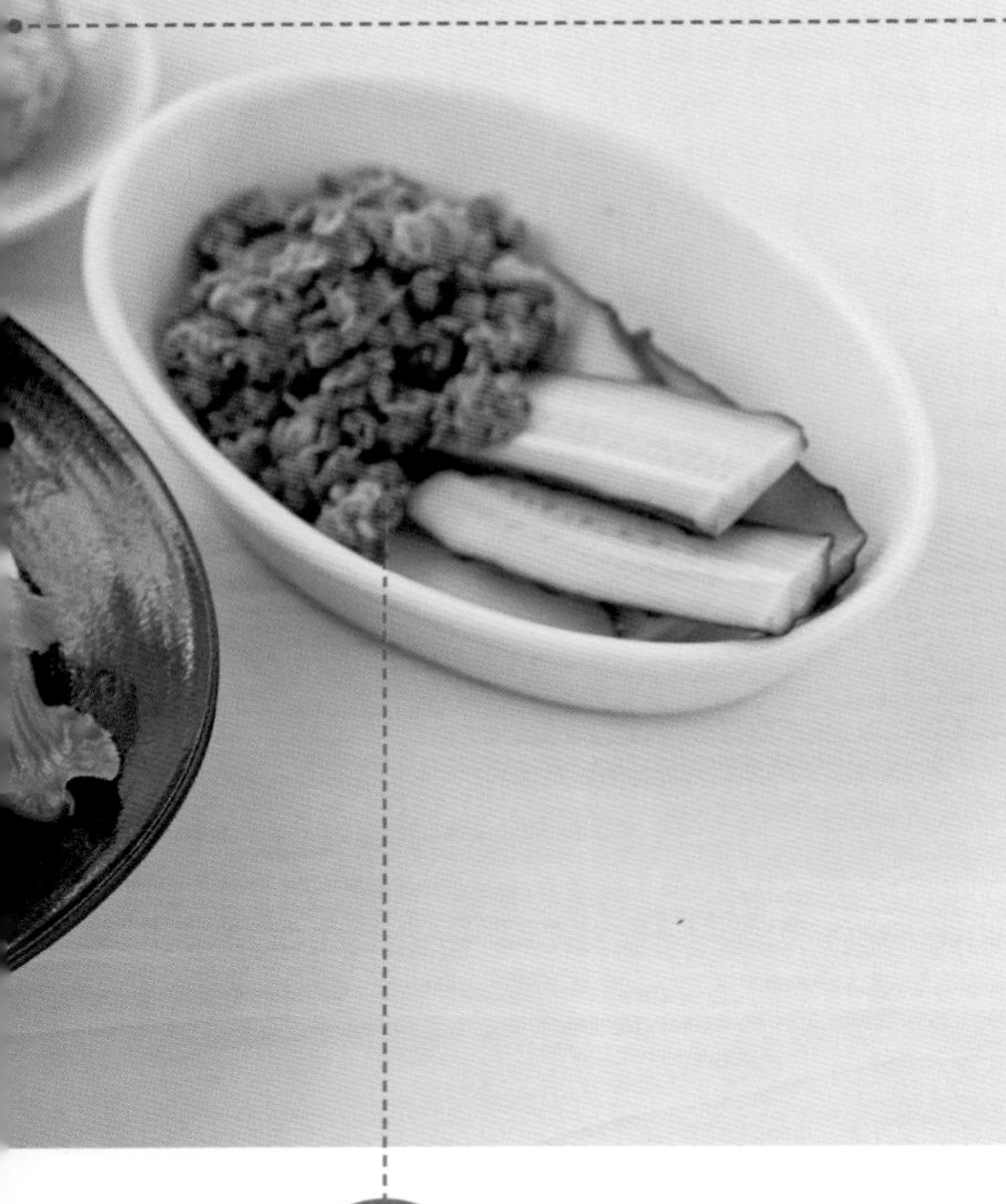

口の中で
甘みが出てくるまで
よく噛んで食べよう！

玄米おにぎり

材料（2人分）
玄米ごはん　100g

作り方
玄米ごはんを2等分して
おにぎりにする。

1人分

エネルギー	83kcal
糖質	17.1g
塩分	0g

毒出し
小皿

さばに含まれるDHAはオメガ3！
思い立ったら作れるさば缶の毒出し料理

さば缶とごぼうの みそそぼろ

作り方は114ページ

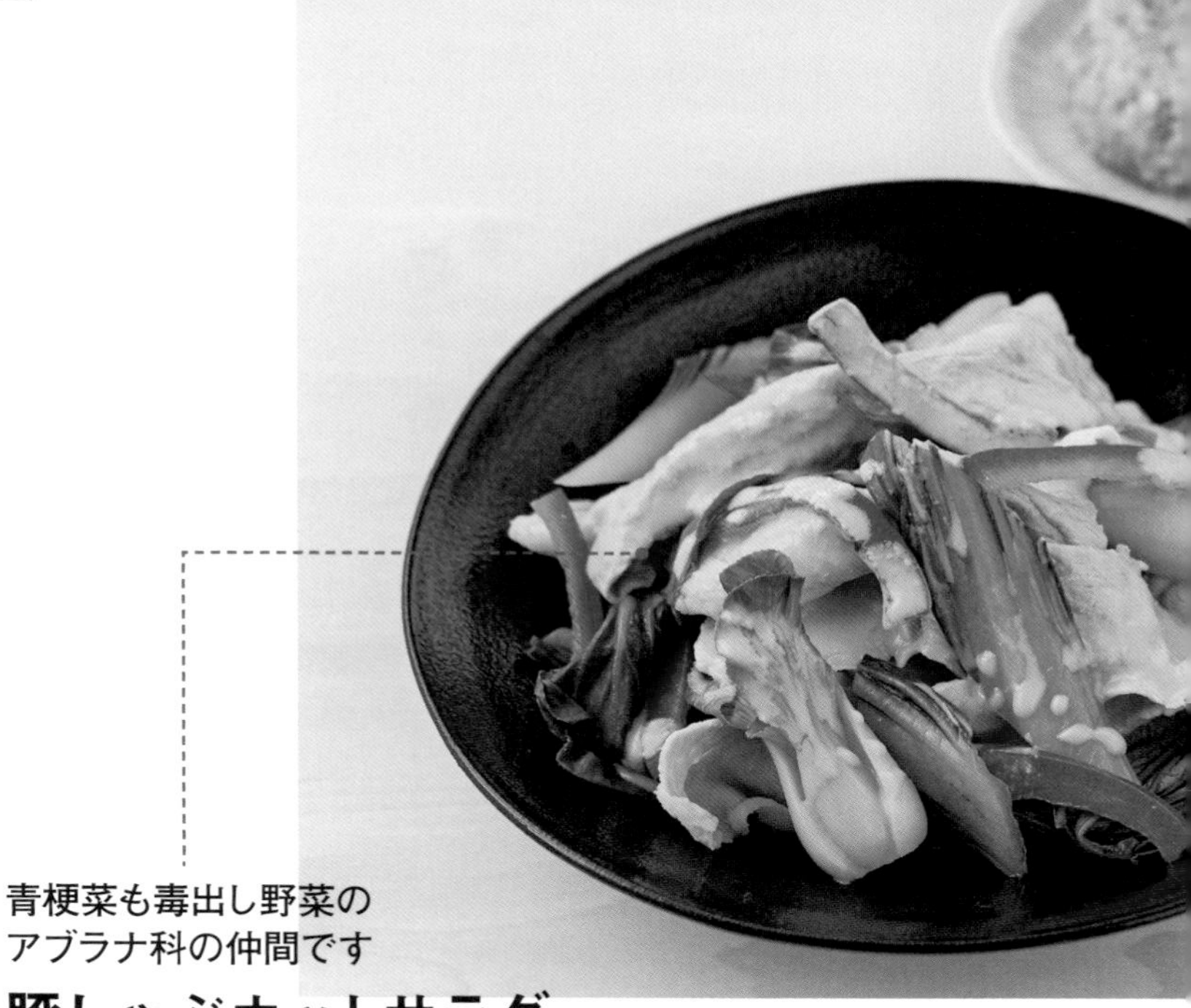

青梗菜も毒出し野菜の
アブラナ科の仲間です

豚しゃぶホットサラダ

材料（2人分）

豚ロース肉（しゃぶしゃぶ用）… 200g
青梗菜 … 1株（150g）
パプリカ …30g

A	練りごま … 大さじ2 塩 … 小さじ1/2 しょうゆ … 少々 甘酒 … 大さじ3 酢 … 大さじ1

作り方

1 青梗菜は乱切り、パプリカは細切りにする。Aを混ぜておく。
2 鍋に５カップの熱湯を沸かし、青梗菜とパプリカを入れて１分ゆでたら、豚肉を入れて火を止める。そのまま2〜3分置く。
3 ざるにとって粗熱を取り、水気をよくふき取ってボウルに入れる。Aを加え、全体を和える。

1人分

エネルギー	392kcal
糖質	6.9g
塩分	1.9g

脳の毒を出す食事
7日間実践レシピ

6日目

色の濃い野菜で全身の細胞を元気にする!

色の濃い野菜の色素は抗酸化作用が高く、細胞を若々しくしてくれます。トマトにはリコピン、にらと大葉にはカロテンが豊富なうえ、にらにはにおい成分のアリシン、大葉には防腐作用のあるペリルアルデヒドが含まれ、オメガ3までとれてお得です。葉物野菜は分量以上に食べてもカロリーや糖質にほとんど影響しないので、お代わりしてもOKです。

きのこの食べ方

きのこには食物繊維がたっぷり。食物繊維が腸内で善玉菌のエサになって日和見菌を善玉菌に変身させるほか、便通をよくする、血糖の上昇を抑えるなどの作用があります。毒出し料理のきのこのしょうゆ煮は食事の最初に食べるのがおすすめ。

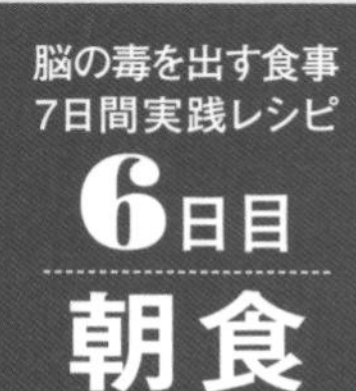

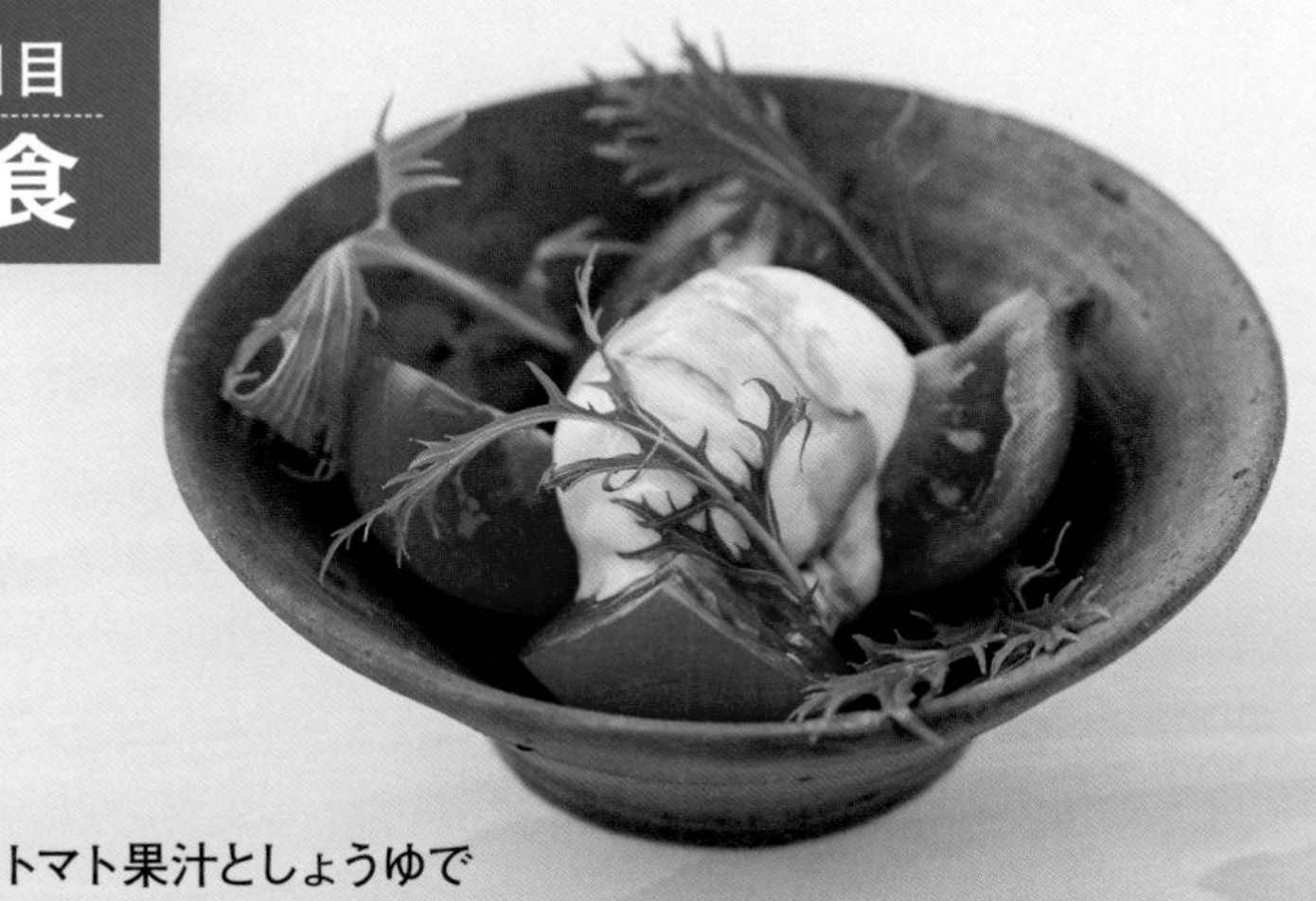

トマト果汁としょうゆで
ぽん酢風味になる

トマトの温玉のせ

材料（2人分）

トマト … 小2個（200g）
温泉卵 … 2個
水菜 … 適宜
しょうゆ … 小さじ2

作り方

1 トマトをくし形切りにして器に盛り、温泉卵をのせる。水菜があれば添える。
2 しょうゆをかけて混ぜながら食べる。

1人分

エネルギー	99kcal
糖質	4.3g
塩分	1.1g

温泉卵の作り方

材料（つくりやすい分量）

卵 … 4～6個

作り方

1 卵は冷蔵庫から出し、20分以上置いて室温に戻す。
2 鍋に水4カップを入れて強火にかけ、煮立ったら火を止めて水1カップを加える。
3 卵を1個ずつおたまにのせて鍋に入れ、ふたをして15～20分置く。鍋から取り出して、そのまま冷ます。冷蔵庫で3～4日、保存できる。

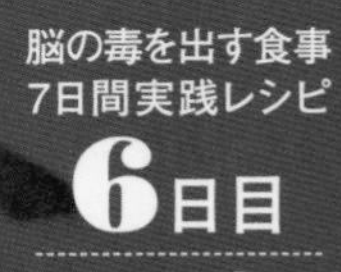

豆や雑穀を混ぜると
満足感がアップ!

雑穀玄米おにぎり

材料(作りやすい分量)

玄米 … 2合
雑穀 … 30g

作り方

玄米をさっと洗って雑穀を混ぜ、炊飯器の玄米モードで炊く。鍋で炊く場合は玄米2合に対して水3合(1.5倍量)が目安。雑穀の種類によって適宜水加減をする。炊けたら1個50gのおにぎりにする。

1人分

エネルギー	87kcal
糖質	17.7g
塩分	0g

豆もやしには肝臓の解毒作用を
高める成分が含まれています

もつ鍋風豚汁

材料(2人分)

豚肩ロース薄切り肉 … 200g
にら … 50g
豆もやし … 50g
A
- みそ … 大さじ2〜2と1/2
- 甘酒 … 大さじ3
- 赤唐辛子(小口切り)… 1〜2本
- にんにく(縦半分の薄切り)… 1〜2かけ
- 水 … 1と1/2カップ

白すりごま … 大さじ2

作り方

1 豚肉は7〜8cmに切る。にらも7〜8cm長さに切る。豆もやしはさっと洗う。Aを混ぜておく。
2 鍋に豚肉、豆もやしの順に入れてAを注ぐ。
3 ふたをして中火にかけ、煮立ったら弱火で5分煮る。にらを加えてひと煮する。器に盛って白すりごまをふって食べる。

1人分

エネルギー	376kcal
糖質	9.3g
塩分	2.4g

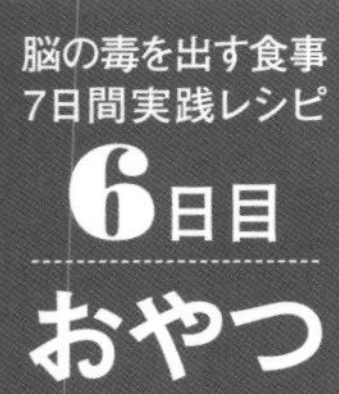

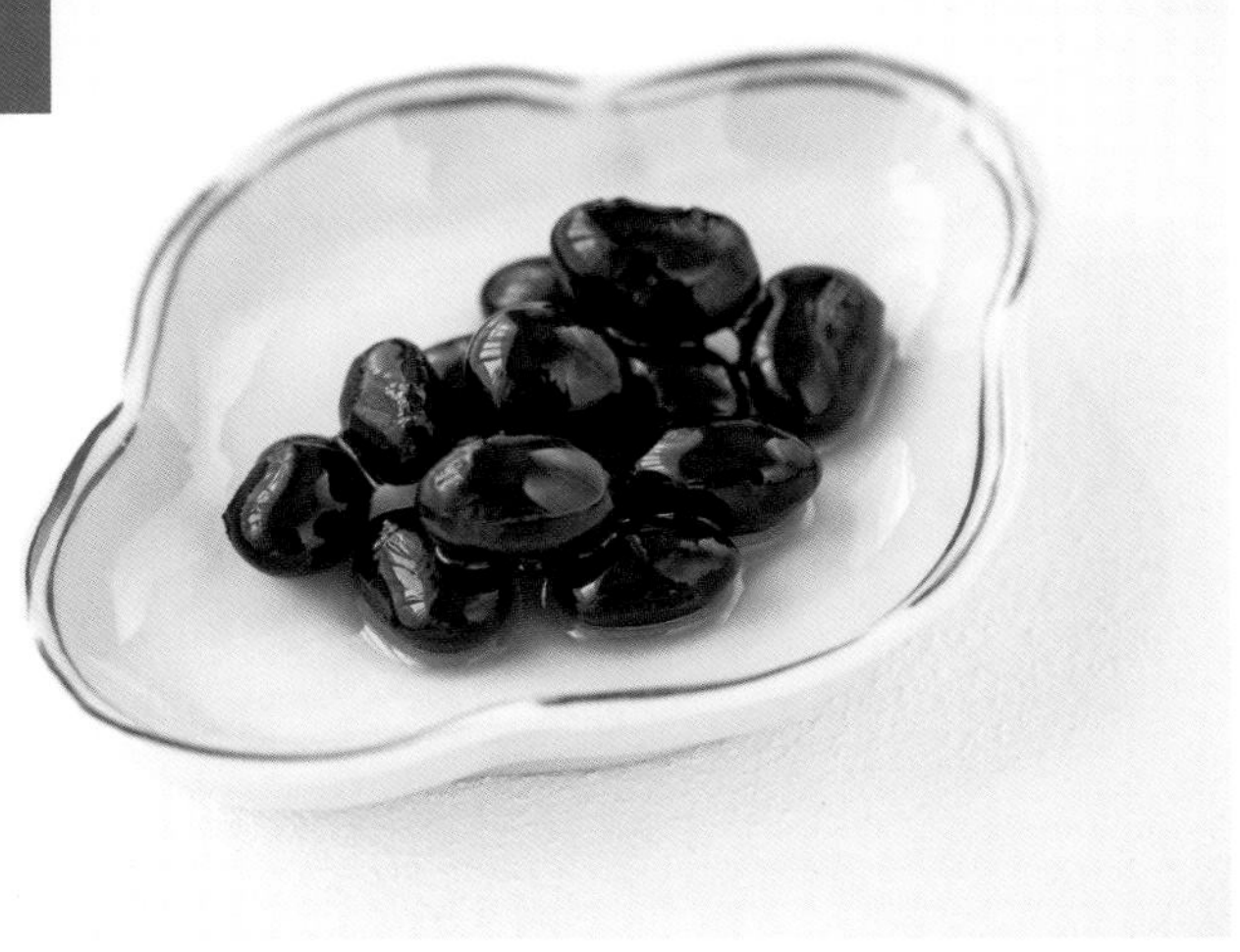

抗酸化作用のある
ポリフェノールがたっぷり

蒸し黒大豆オリーブオイルかけ

材料と作り方（1食分）

市販の蒸し黒豆25gにエクストラバージンオリーブオイル小さじ1、塩少々をかける。

1食分

エネルギー	88kcal
糖質	1.3g
塩分	0.2g

一口メモ

水煮の黒大豆でもよいが、黒いことが大事。大豆にはないポリフェノールが摂れる。

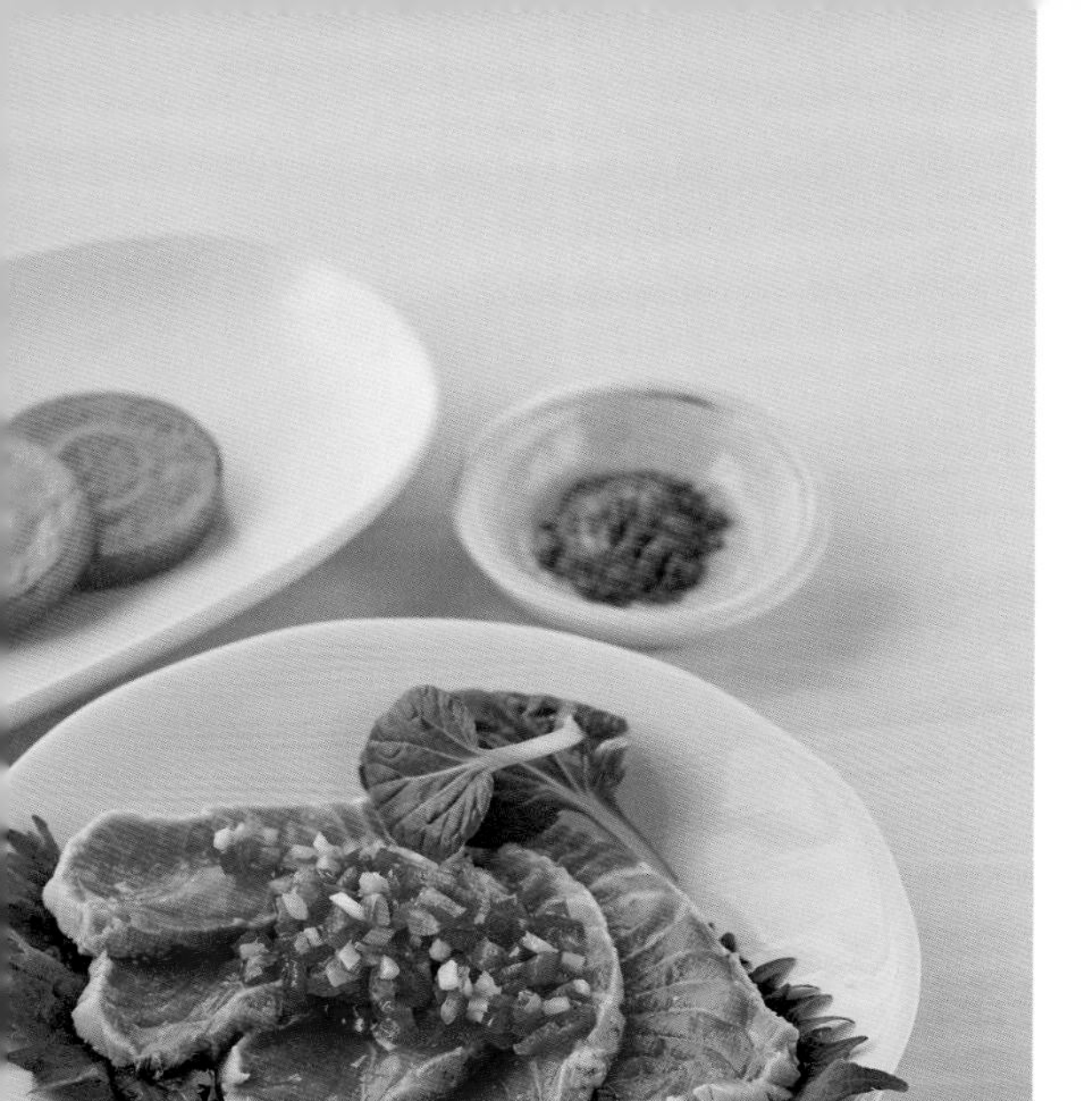

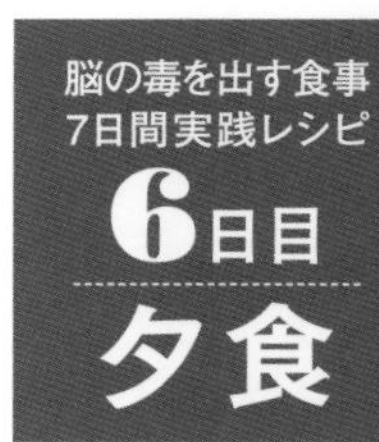

サーモンにも大葉にもオメガ3が豊富です

サーモンのたたきサラダ

材料（2人分）

刺身用サーモン（サク）… 200g
パプリカ … 30g
しょうが … 1かけ

A	しょうゆ … 小さじ2 ごま油 … 大さじ1 酢 … 小さじ1

大葉 … 6枚
ベビーリーフ … 適宜

作り方

1 パプリカ、しょうがをみじん切りにしてAと合わせる。

2 鍋に湯を沸かし、サーモンをサクのまま20秒くぐらせて冷水にとる。

3 2の水けを拭いて7〜8mmの厚さに切る。器に大葉を敷き、サーモンを盛って1をかける。適宜、ベビーリーフなどをあしらう。

1人分

エネルギー	259kcal
糖質	2.4g
塩分	1.0g

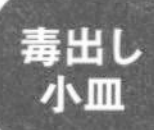

腸の善玉菌のエサになる
食物繊維がたっぷりの
毒出し料理

きのこのしょうゆ煮

作り方は115ページ

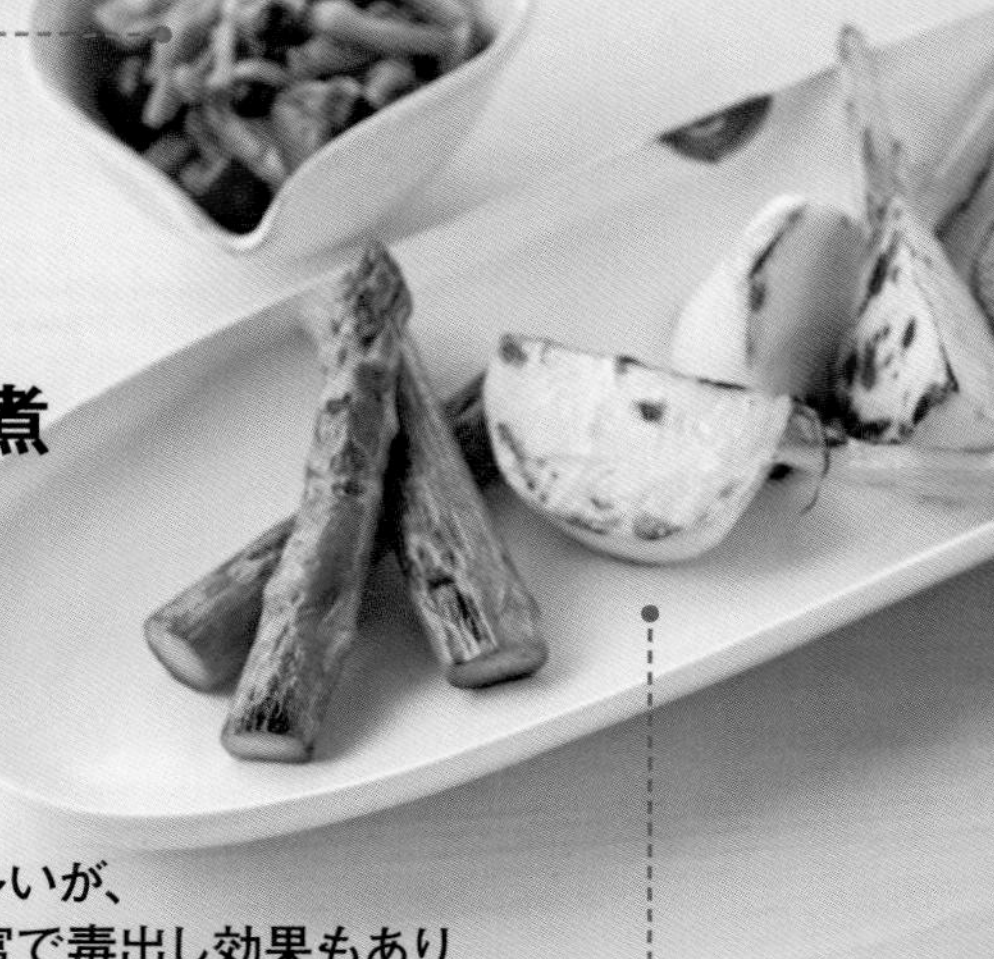

かぶは糖質が多いが、
食物繊維が豊富で毒出し効果もあり

焼き野菜

材料（2人分）

にんじん … 50g
アスパラガス … 2本（40g）
かぶ … 1個（70g）
エクストラバージンオリーブオイル … 大さじ1
A | カレー粉 … 小さじ1/2
 | 塩 … 小さじ1/4

作り方

1 にんじんは厚さ8mmの輪切り、アスパラガスは5cm長さ、かぶは6等分のくし形切りにする。
2 フライパンを中火でよく熱し、オリーブオイルをからめた1をのせる。好みの硬さまで焼き、Aを混ぜて添える。

1人分

エネルギー	77kcal
糖質	3.2g
塩分	0.8g

脳の毒を出す食事7日間実践レシピ

7日目

毒出し作用の高いケールにトライしてみよう！

朝のスムージーで使ったケールは毒出し食材のキャベツの60倍ものカロテン、2倍の食物繊維とビタミンCを含む抗酸化食材のキング。少量でも毒出しパワーは最強です。気になる苦みは皮ごとのりんごと甘酒のパンチのある甘さで飲みやすくなります。最近はさまざまな品種のケールが出回っていて苦みが少ないものも。食わず嫌いの人はぜひ挑戦してみてください。

海藻の選び方

のり、めかぶ、わかめ、もずく、昆布など海藻類には糖質がほとんど含まれていないので、砂糖で調味しなければたくさん食べてOK。ただし、あらかじめ味付けされた加工品にはご注意ください。ひじきは日本沿岸のものでも脳の毒となるヒ素を多く含むので避けて。

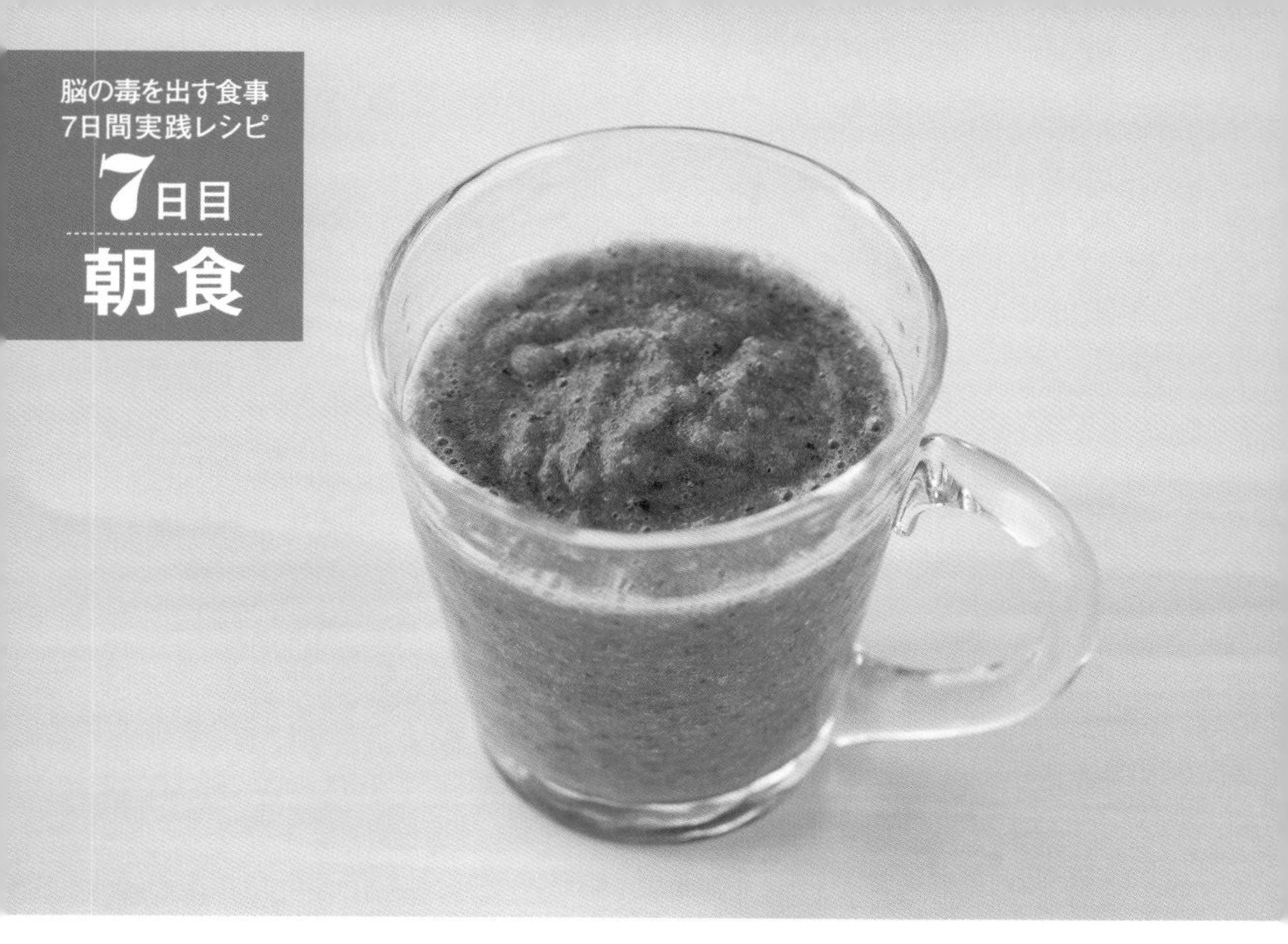

脳の毒を出す食事
7日間実践レシピ
7日目
朝食

りんごは皮ごと入れて
抗酸化作用を高めよう

ケールとりんごのスムージー

材料（2人分）

ケール … 50g
りんご … 1個（200g）
甘酒 … 1カップ
水 … 1/2カップ
塩 … 少々

1人分

エネルギー	153kcal
糖質	33.6g
塩分	0.2g

作り方

1 ケールはざく切り、りんごは芯を取って乱切りにする。
2 材料すべてをミキサーにかける。

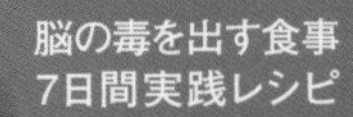

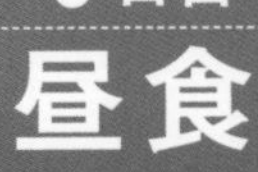

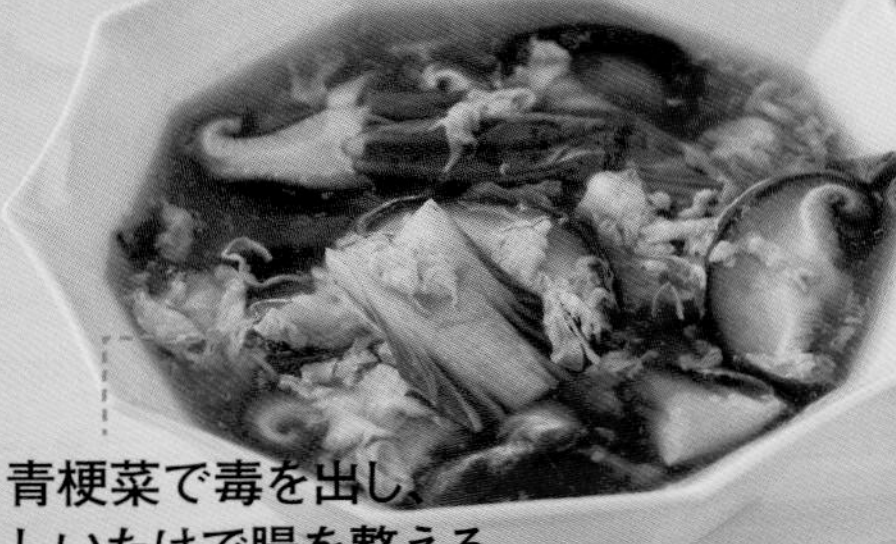

青梗菜で毒を出し、
しいたけで腸を整える

青梗菜と卵のスープ

材料（2人分）

青梗菜 … 1/2株（80g）
しいたけ … 2個
卵 … 2個

A
- 水 … 1と1/2カップ
- オイスターソース … 小さじ2
- しょうゆ … 小さじ1/2
- こしょう … 少々

B
- かたくり粉 … 小さじ2
- 水 … 小さじ4

作り方

1. 青梗菜は3cm長さに切り、しいたけは薄切りにする。
2. 鍋にAを入れて煮立て、1を入れて2分煮る。Bを混ぜて少しずつ加え、1分煮てとろみをつける。
3. 卵を割りほぐして2に加え、手早く混ぜる。

1人分

エネルギー	93kcal
糖質	4.3g
塩分	1.1g

毒出しのアボカドと
発酵食品のキムチを
小鉢にも投入

アボカドのキムチ和え

材料（2人分）

アボカド
… 1/2個（80g）
キムチ … 50g
ごま油 … 小さじ1

作り方

1. アボカドは包丁で切り込みを入れてひねり、半分にして種を取り、皮をむいて2〜3cm角に切る。
2. キムチは粗く刻み、アボカドと和えて器に盛り、ごま油をかける。

1人分

エネルギー	105kcal
糖質	1.7g
塩分	0.6g

おやつ

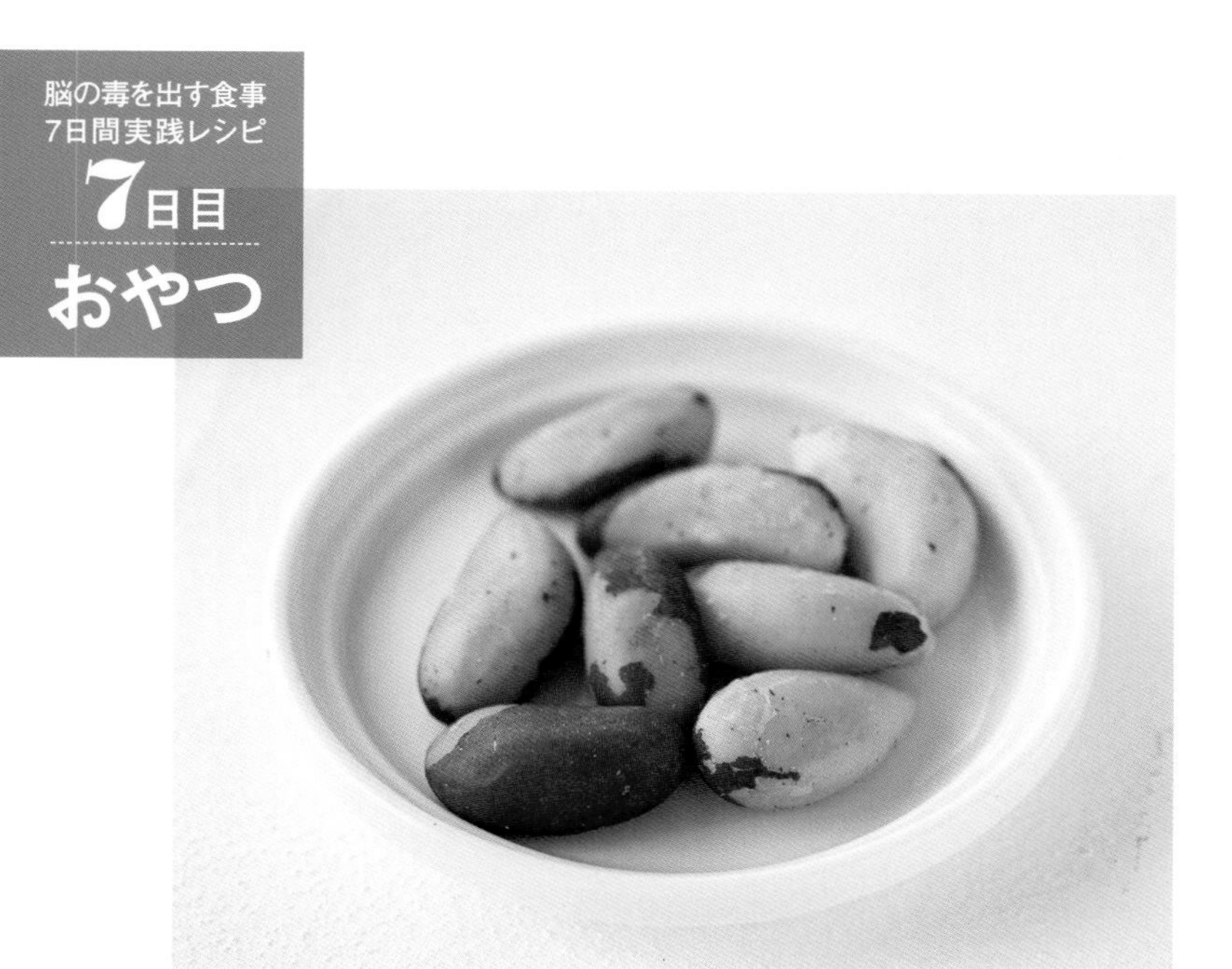

水銀を解毒する救世主!
定期的に食べたい

ブラジルナッツ

材料と作り方

水銀を解毒する成分を豊富に含むブラジルナッツですが、摂りすぎると害になるセレンの含有量が多いので、1日3粒までにしよう。

1食分

エネルギー	56kcal
糖質	0.2g
塩分	0g

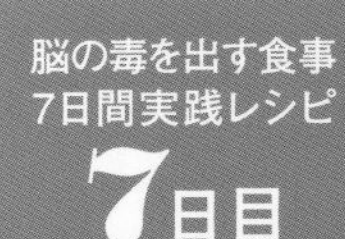

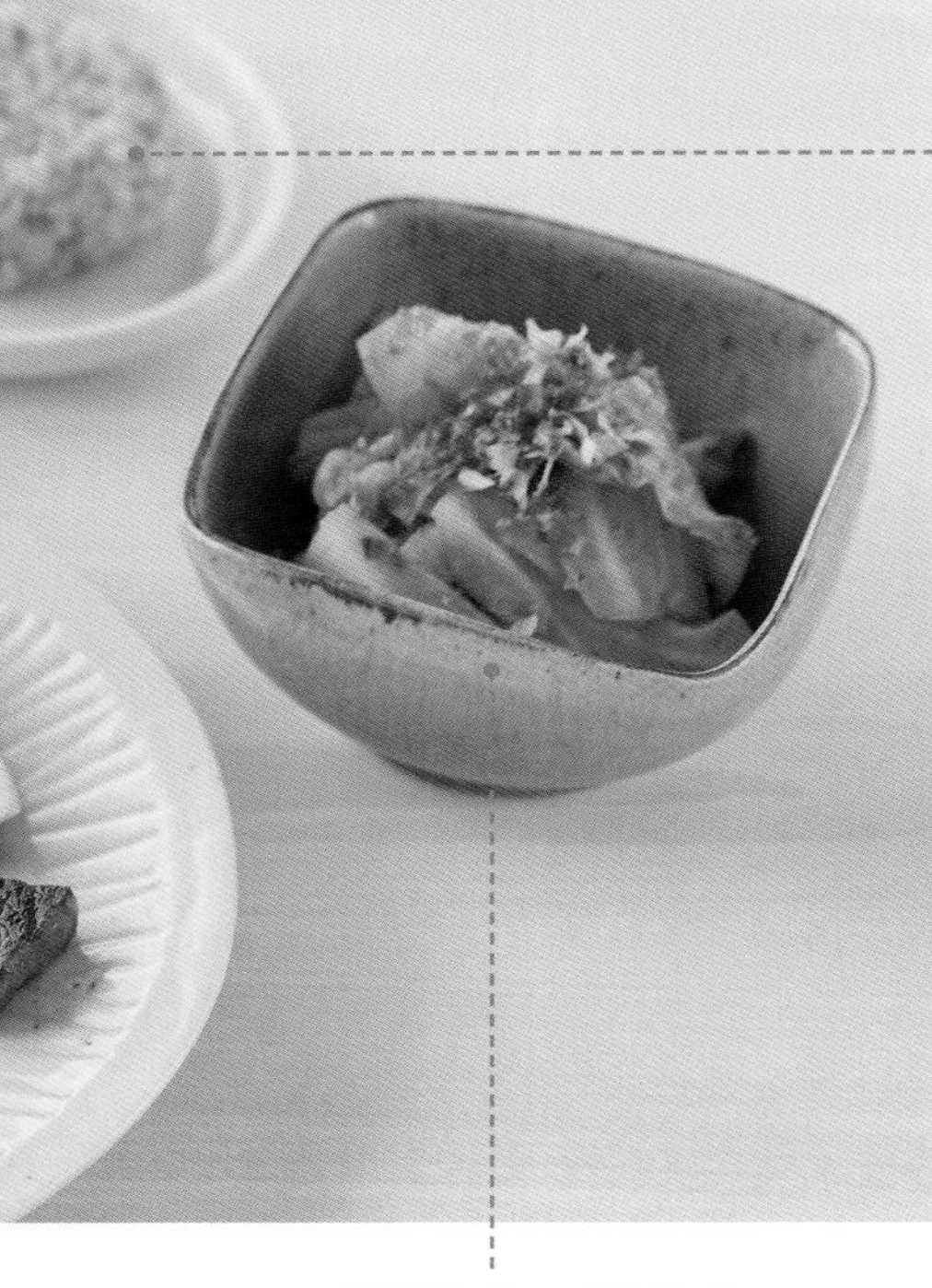

おかずのあとで食べると
血糖値が上がりにくい

玄米おにぎり

材料（2人分）

玄米ごはん … 100g

作り方

玄米ごはんを2等分して
おにぎりにする。

1人分

エネルギー	83kcal
糖質	17.1g
塩分	0g

湯通しキャベツなら
たっぷり食べられる

キャベツのおかか和え

材料（2人分）

キャベツ … 100g
削り節 … 5g
しょうゆ … 小さじ1
一味唐辛子 … 少々

1人分

エネルギー	23kcal
糖質	1.9g
塩分	0.5g

作り方

1 キャベツはざく切りにし、熱湯で1分ゆでてざるにあげる。
2 軽く絞って水けをきり、削り節、しょうゆをからめて器に盛る。一味唐辛子をふる。

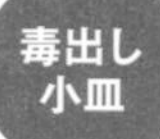

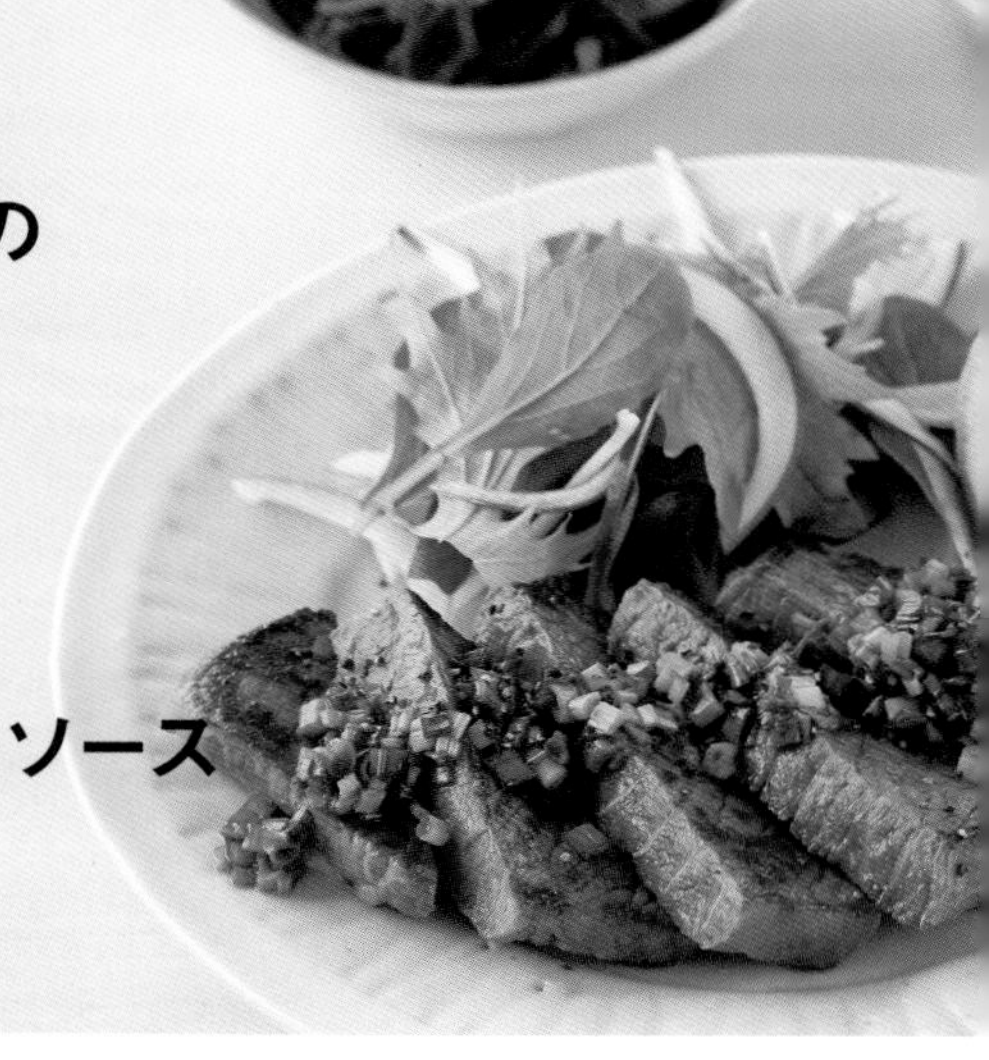

腸内環境を整えて
毒の侵入を防ぐ毒出し料理

切り昆布と玉ねぎのしょうゆ漬け

作り方は115ページ

たっぷりの葉ねぎと
レモンで毒出しを促進

牛ステーキ バターソース

材料（２人分）

牛もも肉ステーキ用 … 200g
塩 … 小さじ1/4
粗びきこしょう … 少々
エクストラバージンオリーブオイル … 小さじ2
A
- バター … 20g
- しょうゆ … 小さじ2
- 水 … 大さじ4

葉ねぎ（小口切り）… ５本
レモン（くし形切り）… 適宜
ベビーリーフ、紫玉ねぎなど … 適宜

作り方

1 牛肉は焼く20分前に冷蔵庫から取り出して室温に戻し、塩をふる。
2 フライパンにオリーブオイル小さじ1を入れて中火で30秒ほど熱し、牛肉をのせて1分半ほど焼く。うっすらと焼き色がついたら返して1分半ほど焼いてまな板に取る。そのまま５分置く。

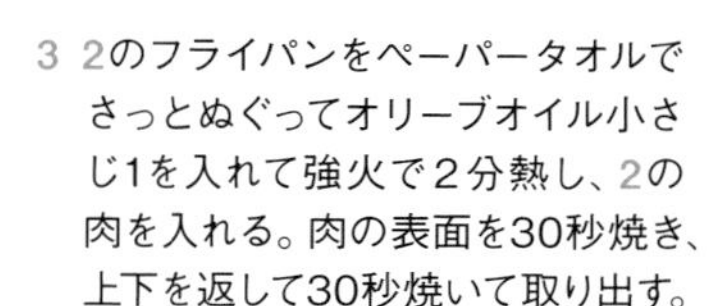

3 2のフライパンをペーパータオルでさっとぬぐってオリーブオイル小さじ1を入れて強火で２分熱し、2の肉を入れる。肉の表面を30秒焼き、上下を返して30秒焼いて取り出す。
4 3のフライパンにAを入れて煮立たせたら、葉ねぎを加えて、火を止める。
5 肉を食べやすい大きさに切り、粗びきこしょうをふって4のソースをかける。レモンとベビーリーフ、紫玉ねぎを適宜添える。

1人分

エネルギー	326kcal
糖質	1.1g
塩分	1.9g

第4章

脳の毒を出す習慣

「噛む」ことは脳のジョギング

私は日頃から噛むことは脳のジョギングだと話しています。とくに高齢者では、よく噛むことは記憶をつかさどる**海馬の血流をよくする**ことがわかっています。

神奈川歯科大学で行った実験で、2分間チューインガムを噛んだあとに脳のどこが活性化したのかを装置で調べたところ、記憶をつかさどる海馬の活動が活発になっていることが判明。また、ガムを噛みながら記憶テストを受けてもらったところ、19〜32歳の被験者ではガムを噛んだときと噛まなかったときの正答率にあまり差がなかったのに対し、65〜76歳の被験者ではガムを噛むことで正答率が上昇したのです。

よく噛むためには、玄米やナッツなど飲み込む前に30回は噛めるものを食べることが効果的です。最近流行りの「うどんはのどごし」とか「カレーは飲みもの」というフレーズは、脳の血流をよくして毒と無縁になるためにはご法度です。

歯と歯ぐきの健康は、脳の健康に直結する

もちろん、よく噛むためには歯と歯ぐきが健康であることが大切です。私がこれまでに会ってきた歳を重ねても**元気な方々は、皆さん歯が丈夫できちんと手入れをなさっています**。噛めること、**よく噛むことは脳の健康に直結**していますよ。

もし歯周病が進行していて硬いものが食べられないなら、すぐに治療をはじめてください。歯周病を放置していると神経回路がさびつくだけでなく、歯周病菌が脳に侵入して脳の毒となり、認知症の危険も迫ってきます。

噛むことが苦痛で食事が楽しめなければ生きる楽しみがひとつ減ります。さらに悪いことに歯周病菌が血管を通って全身に散らばると、動脈硬化などの血管病や糖尿病になったり、脳や心臓の脅威となって命を危険にさらすこともあるのです。すでに総入れ歯になっている場合は、**入れ歯がピタッとフィットしてしっかり噛めるように調整されていれば問題ありません**。

脳の解毒は「寝ている間」に行われる

人の細胞には「自食作用（オートファジー）」という力が備わっています。自食作用とは傷ついたり、構造に異常が起きたりした細胞を自ら分解し、分子レベルまでに分解されたたんぱく質を再利用して新しい細胞を作り出す、**細胞のリサイクルシステム**のことです。この自食作用は私たちの脳でも日々、行われています。

睡眠中には脳細胞の自食作用が活発に働きます。細胞が損傷した部分や、構造に異常が出た部分を細胞自身が食べて再生してくれるのです。また、睡眠中に分泌される成長ホルモンは新しい細胞を作るだけでなく、修復も行ってくれます。

一定の睡眠時間を確保できれば脳の毒が洗い流され、新しい細胞が作られ、傷ついた細胞は修復されます。さらに、寝ている間はものを食べませんから脳の毒となる糖質の影響も受けません。

睡眠時無呼吸症候群の治療もおすすめ

仕事や家事で忙しい人は、まず**睡眠時間を確保することが最重要課題**です。適切な睡眠時間は人それぞれなので、何時間寝るべきだとは言いきれませんが、日中に猛烈な眠気に襲われることがある人は、睡眠時間が足りていません。

よく寝ているつもりでも日中に眠くなる場合は、睡眠時無呼吸症候群の可能性もあります。睡眠時無呼吸の原因は肥満だと思われがちですが、じつはそれだけではありません。あごが細い女性や、やせている人でも加齢で筋力が低下して舌がのどの奥に下がりやすくなると、寝ている間に呼吸が止まることがあります。

いびきをかく人も要注意。脳の解毒以前に、高血圧や脳卒中、狭心症、心筋梗塞などを起こすリスクが高まりますので、睡眠外来などで検査を受けるとよいでしょう。

起きている間にできるだけ体を動かして**適度に疲労する、日中の居眠りを我慢する**などの、夜間にまとめて眠る工夫ができるといいですね。

「睡眠時間」を確保するための考え方

前述のとおり、睡眠は脳の毒を出すためにも、脳の働きをよくするためにも絶対に必要です。働き盛りで大忙しの方はゆっくり寝ている暇などないと思われるかもしれません。もちろん、ときには睡眠時間を削ってでもやらなければならないこともあるでしょう。しかし、睡眠を削って仕事をしたり、家族の世話をしたり、ストレス発散のつもりでテレビを観たりゲームをしたりすれば、結果的には脳の解毒ができず、より多くの毒を溜めてしまうことにつながります。眠いのをこらえて仕事をしてもはかどるとは思えませんし、家族の世話をあなた一人が背負うこともありません。ストレス発散できていると思い込んでいる深夜のテレビやゲームは、たとえ短時間でも液晶から発せられるブルーライトが熟睡を邪魔します。

理想をいえば夜11時以降はテレビ、パソコン、スマホなどの液晶画面を見ないこととし、**12時前には布団に入り、７～８時間眠って目覚ましのアラームなしで起きること**。人の体内時計の周期は25時間と言われていて、地球の周期の１日24時間とは１時間ほどずれています。これをリセットしてくれるのが朝の日光であり、体内時計を補正したり、睡眠に関わるセロトニンとメラトニンという脳内伝達物質の分泌にも影響します。

夜にやり残したことは朝にやる――これだけでもずいぶん違います。

大事なことは朝やることにして、さっさと布団に入ろう

私も大事なことは朝やるようにしています。前日の帰宅が遅くなったときには最低限のことだけを眠る前にして、あとはさっさと布団に入る。そして明日は「６時に起きる」と決めて寝つくと、少々睡眠不足だったとしても、不思議なことにピタッと６時に目が覚めます。目覚まし時計を使わずに自分で決めた時間に目覚めることを自己覚醒といいますが、自己覚醒で起きると副腎皮質ホルモンが起床前から少しずつ増えて、起床直後から頭も体も冴えてバリバリ活動できます。

「便秘」「水分不足」「運動不足」を解消せよ！

解毒というと何か特別な薬草を飲むようなイメージがありますが、そんなことをしなくても、私たちの体では日々、解毒が行われています。体内では消化・吸収・代謝・排泄が行われていますが、そのうちの「排泄」がまさに解毒にあたります。

排泄には、便、尿、汗、毛髪や爪などから排出する仕組みがありますが、そのおよその比率は**便が70％、尿が20％、汗が3％程度、毛髪や爪からは各1％ほど**。

体内に入った毒は溜め込まず、できるだけスピーディに出すのが理想です。そのためにはまず、**便秘で長いこと便を大腸にとどめないようにすること**です。大腸に便が長くとどまると、本来ならばすぐさま排泄するはずの毒を含む便から、毒が再吸収されてしまうリスクがあります。その間に水分も吸収されていくので、ひどい便秘になると毒を排泄しにくくなります。

自分なりにできることから始めよう

水分をたっぷりとって1日に7～8回は排尿をすることも大切です。トイレに行く回数が少ない人は、水分不足かもしれません。食事にも水分は含まれていますが、飲料水として飲む量は1日1～1・5リットルが目安です。寝ている間にコップ1杯程度の汗をかきますから、朝起きたらコップ1杯程度の水か白湯を飲むといいでしょう。その後はこまめに水分を補給します。水に限らず、抗酸化物質を多く含むコーヒーや、殺菌・抗酸化力があるカテキンが含まれている緑茶、ストレスを緩和するテアニンを含む玉露もおすすめです。

汗をかくことも大事になります。汗と一緒に排出される毒は全体の3％ですが、どうせやるなら、家事で多めに体を動かす、散歩で早歩きをするなどして汗をかければもうけものです。

「手のひら日光浴」でビタミンDを作る

数ある栄養成分の中で唯一、ビタミンDは食べものからだけではなく、皮膚が日光に含まれている紫外線に当たることで体内に作られます。ビタミンDはカルシウムやリンの吸収をよくして骨や歯を丈夫にするため、骨粗しょう症対策にも不可欠です。また、脳のシナプスを作り、維持するという働きがあるので、不足すると脳内で伝達される情報量が減って認知機能を低下させる危険があるのです。

ビタミンDは鮭(さけ)やさんま、いわしなどの魚介類やきのこ類からも摂取できますが、もっと手軽なのは日光浴をすることです。夏ならば木陰で30分ほど、冬ならば1時間ほど太陽に当たれば必要量が作られます。日焼けしたくない人は、メラニン色素が少ない手のひらが直射日光に当たるようにして**夏なら15分、冬なら30分以上「手のひら日光浴」をすれば必要なビタミンDを確保**できます。

「口内」環境をよくする

脳内環境と同じく、口内環境が劣悪な状態を放っておくと、脳も体も毒まみれになってしまいます。ここでは、口内環境をよくする方法をご紹介します。

【歯と歯ぐきの境目をブラッシングする】

ていねいにブラッシングするというのは、歯と歯ぐきの境目を歯ブラシで磨くことです。「歯磨き」とすると、歯だけに意識が向いてしまうので、あえてブラッシングとしました。歯と歯ぐきの境目には空気中では生きられない悪玉菌が潜んでいます。

1日に一度は15分くらいかけてブラッシングしたいものです。状態によってはデンタルフロスや歯間ブラシを使うのもいいでしょう。歯科でブラッシング指導を受けるのもよいと思います。歯磨き剤は使わなくてもよいと私は思っています。もし使うのであれば、自然素材で作られたものを選んでください。

【歯科で治療済みの金属部分について相談する】

治療済みの金属の詰め物やかぶせものについては歯科医に相談してください。アマルガムは除去する際も取り扱いに注意が必要です。有害金属について詳しい歯科医の診察を受けて、現状はどうか、どんな改善方法があるのかを相談するのがベターです。

【歯周病かな？　と思ったらすぐに治療をスタート】

歯周病はごく軽度のものから歯が抜けるほど重度のものまで段階があります。進行する前に気づいて治療を始めることが肝心です。歯周病菌が口の中にいると、毛細血管から体内に入り込み、脳に侵入する危険もあります。また、歯を失うと脳のジョギングである咀嚼が満足にできなくなり、認知機能が低下することにつながります。歯の定期検診は面倒でも受けるべきです。初期の虫歯や、歯周ポケットが見つかるかもしれませんし、自分では除去できない歯石を専用の器具で除去してくれます。

【唾液を出して口を潤す】

口内環境を整えるためには唾液をしっかり出すことも大切です。唾液は消化を助けるだけでなく、食べたものの味を感じたり、細菌の増殖を抑えたり、食べものに含まれる発がん性物質が作り出す活性酸素を分解する働きもします。加齢や薬の副作用などで口が乾くと感じたり、家族から口臭を指摘されたなら唾液が十分に分泌されていないと考えられます。唾液を手っ取り早く出すには、よく噛むことがいちばん。噛むことで脳に刺激が伝わり、唾液が十分に分泌されるようになります。食事時間以外に口の乾きを感じたらガムやスルメなどを噛むといいですよ。

【ロイテリ菌をとる】

ロイテリ菌というのは人の母乳由来の乳酸菌で、スウェーデンのカロリンスカ研究所で1990年代から研究が続けられている菌です。1万7000人以上の被験者による研究とその実績によって、現在では100か国以上で活用されています。ロイテリ菌が優れているのは、ロイテリンという抗菌物質を作り出して口内の悪玉菌の発育を抑えること。この働きによって歯ぐきの炎症や虫歯菌の増殖を抑えます。また、ビフィズス菌などの善玉菌と共存して、口の中だけでなく腸までつながる消化管の細菌フローラを理想的な環境に整えます。日本でもロイテリ菌を含むヨーグルトやサプリメントが市販されていますから、ぜひ取り入れてください。

家の「カビを退治」する

カビの正体を知っていますか？　浴室で発生する黒カビ、パンや果物に生える青カビなど、私たちは目に見える状態に成長してはじめてカビの存在に気づきますが、見えていなくても空気中にカビの胞子が漂っている可能性があるのです。黒カビが目立つ浴室では、おびただしい数のカビの胞子が漂っていると思って間違いありません。

カビの胞子は目に見えないほど微小なので、鼻の穴から入り込み、鼻毛の間をすり抜けて脳にまで入り込む可能性が非常に高いです。カビには人体に無害なものと有害なものがありますが、浴室や湿気のこもった壁、車の中などに生える**黒カビは有害だ**とわかっています。脳に入り込んで脳が毒だと認識すれば、アルツハイマー病の引き金となるアミロイドβが増えてしまいますし、喘息やアレルギー、がんなどの病気と関連することもわかっています。

カビ取り作業時は、マスク、ゴーグル、手袋でガード

ではどうするか？　水分をふき取る、徹底的に掃除をする、換気などで風通しをよくして湿度と温度を下げることです。

カビは酸素を必要とし、20～30度で盛んに繁殖します。湿度が80％以上になると繁殖力は最強になりますが、15％程度でも繁殖が可能です。栄養源はたんぱく質、糖質、油脂などで皮脂を含んだ石けんかすや、古くなってはがれ落ちた肌の角質などがあれば盛んに増えます。

化学物質を使った強力なカビ取り剤もありますが、これもまた毒になります。すでに生えているカビは、**マスクやゴーグル、手袋**などでできるだけ薬剤を吸い込まない、触れない防御をしたうえで**カビ取り剤で徹底的に除去**し、その後は掃除と乾燥でカビを生えさせないようにするのが現実的かもしれません。

水分を拭き取って乾燥させたところに**消毒用エタノール**をスプレーするのもある程度の効果があります。

「太極拳」「ヨガ」「スイミング」はいかが？

脳の健康には運動が欠かせないのは事実です。アルツハイマー病の革命的療法を見つけたブレデセン博士が提唱している、脳の認知機能回復プログラムのリコード法では、1日あたり45〜60分、週に4〜5回の運動をすすめています。私のクリニックでも認知症の患者さんにはジャイロトニックという木製のマシンを使った運動療法を受けていただいています。すでに認知症になっている方では、8割の方が腰痛やひざ痛を抱えていて、それが原因で外出のチャンスが減る傾向にあります。そうして家に引きこもっていると脳への刺激が激減して、さらに認知症が進んでしまいます。

ジャイロトニックは、流れるような動作で筋肉を動かすことができるマシンです。

私自身も頚椎が潰れているせいで、長らく手のしびれに悩まされましたが、ジャイロトニックのマシンで体を動かしたらたったの50分でしびれが消えました。

みなさんにもこのマシンを使った運動をぜひ試していただきたいところですが、日本には数えるほどしかありません。**重要なのは流れるような自然な動き**ができる点なので、太極拳やヨガなどのゆっくりとした動きを連続して行う運動、あるいはゆったりとしたペースで泳ぐのもいいと思います。難しい場合は、ウォーキングでもいいでしょう。

朝から晩まで座りっぱなしは避けよう

週に4～5日もできないなら、1日でもかまいません。スポーツクラブや市民サークルに参加してもいいですし、DVDやYouTubeを使えば手軽に始められます。腰痛があるなら**無理のない範囲で行えばよい**のです。試しにやってみてそれさえも難しいなら、家の中を歩きまわる、階段の上り下りをする、鏡や窓の拭き掃除をして肩を動かす、雑巾で床の拭き掃除をして全身を動かすのもいいでしょう。せめて1日中座りっぱなしという生活は避けたいですね。

お酒は赤ワインを2杯

お酒の飲みすぎも脳の毒となります。私がおすすめするのは**1日にグラス2杯までの赤ワイン**。有機栽培のぶどうで作られた、亜硫酸塩を添加していないワインを選ぶとよいでしょう。原料となる赤ぶどうには、アントシアニンやレスベラトロールといった抗酸化物質が豊富です。中でもカベルネ・ソーヴィニヨンというぶどうで作られた赤ワインは濃い紫色が特徴で、色素が多く含まれているので抗酸化力も最強です。赤ワインが苦手なら白ワインやロゼ、発泡ワインでもかまいません。ウォッカやビールにはグルテンが含まれていますから避けたほうが無難です。また、糖質が脳の毒になる側面からすると、ビールや日本酒、紹興酒、梅酒なども避けるべきです。糖質を含まないのは**焼酎やウイスキー、ジンなどの蒸留酒**。ただし、蒸留酒はアルコール度数が高いので、**水やソーダで割って飲みすぎない**ようにしてください。

「自分の楽しみ」を見つけてストレス解消

気分がうつうつとしたり、もやもやとした気分が晴れないとき、ストレスが溜まっていると感じることがあると思います。ストレスとは、**自分の許容範囲を超えているのに、自分のいつもの精神状態を維持しようと頑張っている状態**のことです。

体も同様に平常時のレベルを超えたところで、身体機能を維持しなくてはならない状態になるとストレスがかかります。糖尿病では、血糖値が高いという異常事態が1日に何度も起きます。すると、そのたびに体にはストレスがかかるという具合です。お酒を大量に飲めば肝臓はアルコールを分解するために大忙しになります。肝臓はいつもの仕事量よりもずっと多い仕事をこなさなければならず、ストレスがかかることになります。

ストレスが体に悪影響を与えるのはご存じの通りですが、脳の毒という観点からすると、ストレスがコルチゾールというホルモンを過剰に分泌することが問題です。コルチゾールは量が適切ならば、肝臓でたんぱく質から糖をつくる、筋肉でたんぱく質を代謝する、脂肪組織で脂肪を分解・代謝する、炎症を抑える、免疫をコントロールするなどの働きをしますが、一定量を超えると脳にダメージを与えます。

ストレスで神経細胞のネットワークに不具合が出る

他にも過度なストレスがかかると神経細胞から出るアドレナリンやドーパミンなどの神経伝達物質が必要以上に増えて、神経細胞のネットワークに不具合が出ることもわかっています。

ストレスから解放されるには、

- **嫌なことは忘れる**
- **怒りを感じたら体を動かす**
- **会いたい人に会う（苦手な人に誘われたらていよく断る）**

- **好きなことに没頭する**
- **好きな俳優や芸人が出ているテレビ番組を観たり、好きな歌手のライブに出かける**
- **人目を気にせず、したいことをする**

など、他人のことを忘れて自分が思いっきり楽しむことが大事です。

私はこれまでに多くの元気な高齢者に会ってきましたが、みなさん「いまを楽しく過ごす」「これから楽しみたいことを見つける」のが得意です。

ちなみに私は40歳からピアノを、50歳からフルートを始めました。私にとって仕事は楽しみなので、仕事のストレス解消ではなく、純粋にピアノを弾きたい、フルートを演奏したいという気持ちから習い始めました。楽器演奏に没頭している時間は至福のときですし、**何歳からでも新しいことを始めるのは脳によい刺激**を与えます。ストレスを解消しようと思って始めたことが、脳の毒を出すことに止まらず、脳を活性化する良薬になることもありますよ。

「薬のいらない体」を目指して

医薬品には副作用があります。ごく軽いものから重篤な副作用まで深刻度はさまざまですが、すでに書いた通り、薬は体にとっては異物であり、すなわち毒です。ケガや病気で必要になることもありますが、**知識として医薬品は毒であることを知ってください**。調子が悪くて病院に行ったのに薬を処方してもらえなかったと残念に思う方がいるかもしれません。ですが、私に言わせれば必要のない薬は処方するべきではありません。患者さんも安易に薬に頼るべきではありません。

市販の薬でも同じです。歯が痛い、頭痛がする、生理痛が辛いときに市販の痛み止め（消炎鎮痛剤）を飲んでいませんか？　「薬は毒だけれどもこの場を切り抜けるには飲まないとしょうがない」と断腸の思いで服用するのと、「痛いから、辛いからとりあえず飲んでおこう」というのはまるで違います。歯が痛む前に歯科で定期的に検診を受ける、頭痛の原因をできるだけ取りのぞく、生理痛をやわらげる方法を見つけておくというだけでも薬の服用量を減らせるのではないかと思います。

健康に気を配ることが、結局は近道

痛み止めや一部の風邪薬には、アセチルサリチル酸やイブプロフェンという成分が含まれています。この2つは細胞の中のミトコンドリアの機能を低下させることがわかっています。ミトコンドリアはひとつひとつの細胞にある電池のようなもので、ミトコンドリアの機能が低下すると、細胞がエネルギー不足になって働きも低下してしまいます。私たちの体は細胞の集合体ですから、細胞の働きが鈍るということは体の機能が低下することにつながります。薬を服用して**一時的に痛みや辛さがやわらいだとしても、それと引き換えに全身の機能が下がってしまうのは本末転倒**ですね。

ほかに身近な薬としてコレステロールを下げる薬であるスタチン、血圧を下げる血圧降下剤、糖尿病の治療薬、抜歯したあとや感染症に対して処方される抗生剤、逆流性食道炎の治療薬として処方されるプロトンポンプ阻害薬などがありますが、これらもすべて毒となります。アルツハイマー病の治療法であるリコード法を提唱しているブレデセン博士も警鐘を鳴らしています。また、生活習慣病の薬などを長く飲み続けることで、アルツハイマー病をはじめとする多くの病気を招くと指摘する専門家や医師も増えています。

健康診断の結果を大切に保管しておいて、体の変化を自分の目で観察することも必要です。数値が少しずつ悪くなっているようなら、食事を変える、運動量を増やすなど**薬に頼る前にできることをはじめることが大切**です。コレステロール値や血圧が基準値の上限に近づいてきたら、医師に指摘される前に生活習慣を見直すのが最良の方法です。

コレステロール値については、低い人の方が死亡率が高いというデータもあります。ブレデセン博士は、総コレステロール値が150㎎／dℓ未満になると脳が萎縮する可能性が大きくなることも指摘しています。閉経後の女性では悪玉コレステロール（LDLコレステロール）が高くなる傾向がありますが**悪玉コレステロールが基準値**

を30超えた程度なら薬は不要でしょう。もちろん、医師の指示を守ることは必要ですが、できるだけ薬に頼りたくないことを理解してくれる医師をかかりつけにすることも重要です。

おわりに

発展しすぎた現代を健康に生き抜くには、江戸時代の暮らしが手本になる

健康長寿には粗食がいいという人もいれば、肉を食べないと長生きできないと考える人もいます。塩は血圧を上げる、甘いものを食べすぎると糖尿病になるというのもよく聞く話ですね。しかし、こうした話をうんうんと聞いて、聞いたそばからひとつずつ試してみようとすると、さっきまでと話が違うとか、塩も砂糖もダメだと食事がちっともおいしくないというジレンマに陥ってしまいます。

何よりも食べるものを逐一、これはダメ、あれはOKと選別するのは面倒ですよね。

そこで**脳にも体にも毒を溜め込まないために提案**したいのが、200年ほど前の**江戸の庶民の生活**をイメージして食べることです。

想像してみてください。主食となる米や雑穀、野菜は堆肥で育てたオーガニック。太陽の光と水、堆肥で肥やした畑で作る地場野菜は、すべて旬のもので栄養価が高い。農作物の発育具合は天気まかせで量産はできないけれども、少量で十分。おもなたんぱく源は大豆や大豆から作る豆腐や油揚げと、近海でとれた天然のいわしやさんまに、渓流でとれるあゆやにじます、うなぎ。しじみやあさりやわかめも少々。みそ汁に使うみそは大豆と塩だけが原料の無添加。塩は海水から作る自然塩。貴重な卵はすべて平飼いの鶏の卵。砂糖は高級品で庶民の手にはあまり届かず、糖尿病になるほどの甘味や白米は食べられない。

いまでは考えられないほど農薬や重金属、薬剤とは無縁の食生活です。

少しスローダウンした食べ方を心がける

ところが生活が近代化して人口が増えるにつれ、食料を大量に、かつ安定的に生産する必要が出てきました。そこで、病気に強い穀類や牛乳を安定的に搾乳できる乳牛をつくり出したり、害虫を駆除するために野菜や果物に農薬を散布したり。魚介類の養殖も盛んに行われるようになりました。海にはマイクロプラスチックや化学薬品、重金属などの多種多様な工業・生活廃棄物が流れ込んでいます。

現代の日本では世界中の食べものが季節を問わず食べられます。でも、毒入りの食事でお腹を満たしているとしたら……？
しかも、食べすぎに加えて運動不足、ストレスなど、現代ならではの生活環境のせいで健康を損ねている人が多すぎます。

この本でも、この食べものを食べると毒出しになるとか、毒を入れないためにはどうすればよいかについて細かな知恵をあれこれと並べていますが、ルールが多すぎて覚えられないと思ったら、江戸時代の庶民の生活を想像してできるだけ実践してみてください。現代では困難なこともあるでしょうが、**少しスローダウンした食べ方を心がけると**、脳と体に蓄積される毒はこれまでよりもずっと少なくなるはずです。

脳の毒を出す暮らしは、ナチュラルな暮らし

暮らしぶりにしても同様です。洗濯石けんで衣類を洗い、紫外線の除菌効果がある日光で乾かす。住まいのほこりをこまめに取り除く。天気がよい日は布団を干して除菌する。建て付けが悪くて風通しがよかった昔の住まいのように窓を開けて換気をする。薬は必要最小限にする。除菌グッズや合成洗剤、漂白剤や殺虫剤は使わず、少々汚れが落ちにくくても天然成分の石けんで洗う。虫除けには薬草を原料としたものを使う。

一気に生活を変えるのは難しいですし、これだけは現代のやり方が理にかなっていると思うものもあるでしょう。できることから少しずつでかまいません。ナチュラルな暮らしに近づけば近づくほど、あなたの脳と体から毒が抜けていきます。

2021年1月

白澤卓二

[著者]

白澤卓二（しらさわ・たくじ）

医学博士。1958年神奈川県生まれ。1982年千葉大学医学部卒業後、呼吸器内科に入局。1990年同大学院医学研究科博士課程修了。東京都老人総合研究所病理部門研究員、同神経生理部門室長、分子老化研究グループリーダー、老化ゲノムバイオマーカー研究チームリーダーを経て、2007年より2015年まで順天堂大学大学院医学研究科加齢制御医学講座教授。

2017年よりお茶の水健康長寿クリニック院長、2020年より千葉大学予防医学講座客員教授就任。国際予防医学協会理事長、日本アンチエイジングフード協会理事長、アンチエイジングサイエンスCEOも務める。

専門は寿命制御遺伝子の分子遺伝学、アルツハイマー病の分子生物学、アスリートの遺伝子研究。

[料理]

小田真規子（おだ・まきこ）

料理研究家・栄養士。女子栄養大学短期大学部卒業後、料理家のアシスタントを経て現職に。

「健康に配慮した、誰もが作りやすく、おいしい家庭料理」をテーマに、雑誌、テレビ、ウェブなどでオリジナルレシピを紹介。手軽な作り置きや、料理の基本についてなどの著書多数。

脳の毒を出す食事

2021年 1 月26日　第 1 刷発行
2021年11月25日　第 6 刷発行

著　者――白澤卓二
料　理――小田真規子
発行所――ダイヤモンド社
〒150-8409　東京都渋谷区神宮前6-12-17
https://www.diamond.co.jp/
電話／03･5778･7233（編集）　03･5778･7240（販売）
カバーデザイン―小口翔平＋大城ひかり（tobufune）
本文デザイン・DTP―今井佳代
撮影――赤石仁
スタイリング――林めぐみ
校正――鷗来堂
製作進行――ダイヤモンド・グラフィック社
印刷――三松堂
製本――ブックアート
編集協力――黒川ともこ
編集担当――中村直子

ISBN 978-4-478-11025-6